自閉症のこころをみつめる

関係発達臨床からみた親子のそだち

小林隆児 Ryuji Kobayashi

岩崎学術出版社

はじめに

本書は、四歳時に自閉症と筆者が診断した男児とその両親を対象に、「関係発達臨床」という新たな枠組みの中で行った臨床実践記録をまとめたものです。

筆者は今から十年前にＭＩＵ（Mother-Infant Unit）での臨床実践をまとめ、一冊の書として世に送り出しました（『自閉症の関係障害臨床』、二〇〇〇）。そこでは、三つの事例を対象とした臨床実践の経過を詳述しながら、その中で母子関係がどのように変わり、自閉症という障碍をもった子どもたちの発達がどのように変容を遂げていくかを論じました。

その後も一貫して同様の臨床実践を蓄積していく中で、それまで見えなかった大切なものが筆者の頭の中で凝縮し形をなしていくのを次第に実感するようになりました。

関係発達臨床とは何か、その総論としてはすでに『よくわかる自閉症――「関係発達」からのアプローチ』（二〇〇八）を上梓していますので、本書はその具体的な臨床実践の機微を可能な限り詳細に論じることを目的としました。

具体的な臨床実践については、すでに青年期・成人期の自閉症の人々を対象とした『自閉症とこころの臨床――行動の「障碍」から行動による「表現」へ』（二〇〇八）を出版していますが、本書はその幼児期編となります。

関係発達臨床とは、そこで繰り広げられる関わり合いを通して、発達の意味を捉えなおしながら、当事者のこころを支え、育んでいく試みです。

第一章で詳しく論じるように、「発達」とは土台が育ってその上に上部が組み立てられるという基本的な構造を有していますが、「発達障碍」にあってはそうした一般の発達の動きが阻害されています。私たちが日々臨床現場で苦悩している大半の事例の中心をなしているのは、人間発達の土台となる対人関係の成立をめぐる問題なのです。それは今日ではアタッチメント attachment として盛んに論じられるようになっています。ただ、そこでの議論では、子どもが養育者に接近してくっつくという意味をもつ attach に象徴的に示されているように、子どもの側のとりわけ行動次元に注目が集まりがちで、「関係」という視点が不鮮明なままに、子どもや養育者のこころの動きがないがしろにされていると痛感しています。

さらに関係発達臨床の試みは、成長期の子ども時代のみに当てはまるのではなく、「生涯発達」

と言われるように、生まれてから死を迎えるまでの一生涯に通じるもので、なおいくつもの世代間にも及ぶ壮大なものです。よって、関係発達臨床では、一人の人間の一生涯の発達過程のみでなく、その人とさまざまな次元で関わり合う世代を超えた人々との関係をも視野に入れて考えなければなりません。究極の目標は、ひとりの人の生誕後から生命を全うするまでの「生涯発達」を論じることにあります。

したがって、乳幼児期の子どもを対象として実践を積み重ねてきた関係発達臨床の意義を明確にするためには、極力長期的視野に立って、実践とその後の変容過程をきちんと読者の前に提示することが不可欠です。本書では四歳の幼児期に出会った子どもと両親との関係発達の様相と経過を小学校入学直前まで克明に記述しています。本来であればその後の学童期の成長過程をも併せて記述するのが好ましいのですが、諸般の事情で今回は割愛せざるをえませんでした。

この数十年間、自閉症をはじめとする発達障碍臨床において、精神（心理）療法的アプローチをめぐる論調は、治療効果がない、時には悪化させるといった冷ややかなものが多かったように思います。現在でも依然として脳器質論を背景に、訓練や心理教育的アプローチの有効性を主張する声が大きいのですが、そもそも人が人に対して何らかの働きかけをする行為は、その方法如何にかかわらず、そこには相互になんらかの心理的な影響が及ぶものです。その多くは私たちが意識しないところで起こっているものです。そしてそのことが両者の関係にさまざまな影を落としているのです。

筆者が本書でもっともエネルギーを注いだのは、臨床の当事者（子どもと親、さらには筆者ら）同士の関わり合いの中で、当事者自身も気づいていない重要な意味をもつと思われる出来事を掬い取ることでした。その多くはこれまで筆者がその重要性を強調してきた原初的（情動的）コミュニケーションの世界に深く関連したものです。このコミュニケーション世界は私たちが意識することのないところで展開しているものだからです。

読み進めていくにつれ読者の皆さんは強く感じられると思いますが、本書に登場する親子の関わり合いの様相は、ある意味で壮絶な闘いでもありました。人間の生きるという営みは美辞麗句で語られるようなものではありません。人間のこころの奥深いところには、どろどろとした凄まじいものが常に蠢いているのです。そのことが本書で記述されている内容にも強く反映しています。よって、時には読者の皆さんもしばし立ち尽くすような思いに駆られるかもしれません。

しかし、筆者が誤解を恐れず、そこまで踏み込んで本書をまとめたのには強い動機があります。自閉症という障碍をもつ子どもたちのこころのそだちを支えていくために、私たち大人がどのように心がけ、日々の生活の中で努力していかなければならないか、読者とともに考えてみたいと思ったのです。子どものこころのそだちを考えていくと、私たち自身の存在そのものに深く言及することを避けて通ることはできません。私たちとの関わり合いなくして、子どもたちのこころがそだつことはありえないからです。だからこそ「関係発達臨床」でなければならないのです。私たち自身のこころのありようを深く見つめることを通して初めて理解することが可能になる、そのような意味合いが「関係発達臨床」には込められているのです。本書で描かれている両親の日々子どもと格闘している姿は、読者の皆さんすべてにも関係している事柄なのだということを念頭に置きながら、本書を読み進めていってほしいと切に願っています。

目次

解説項目リスト

第一章　「発達」と「障碍」について考える

今や、発達障碍の概念は急速に拡大し、気になる子どもたちを発達障碍の枠組みで捉えていこうとする流れが児童精神医学の領域で非常に活発になっています。その流れは医療のみならず、保育・教育・福祉の諸領域へと驚くほどの勢いで拡大の一途を辿っています。その中心をなしているのが、広汎性発達障碍（ＰＤＤ）、軽度発達障碍、アスペルガー障碍（ＡＳ）、さらには自閉症スペクトラムなどといった用語の流行です。

従来の疾病概念ではとらえ所の乏しかった状態（病態、発達像）を呈している子どもたちの新たな理解の枠組みとして、臨床に携わる者たちはわらにもすがる思いで飛びついていったのでしょうが、そのことで事態はより明確な方に向かっているかといえばそのようには見えません。それどころか、ますます発達障碍の概念は錯綜し、今や行き着くところまで来てしまった感さえなくもありません。

その最大の要因は、発達障碍なる概念がさほど厳密に突き詰めて考えられることなく使用されてきたことにあるのではないでしょうか。すでに五年前（第九三回日本小児精神神経学会特集、二〇〇五）になりますが、筆者が会長として日本小児精神神経学会を東京で開催した際、テーマとして「子どものこころの臨床における発達について再考する」を考えたのは、そのような動機からでした。子どものこころの臨床は「発達」の問題を抜きには考えられませんが、子どもの能力にどのような障碍があるかという従来の発達（障碍）観では、子どものこころに迫れないのではないか、現在私たちが抱いている発達観を捉え直してみる必要があるのではないか、という考えからでした。

「発達障碍」における「発達」の意味

なぜ「発達障碍」なのか、その意味を大きく以下の三つの観点から捉えることができると鯨岡（二〇〇五b）は指摘しています。

第一には、発達障碍にみられる現在の症状（障碍）の大半は、過去から現在に至る過程で形成されてきたものだということです。生誕直後（あるいはそれ以前の胎生期）から現在までの時間軸の中で、つまりは発達の過程で生み出されてきたものだと考える必要があります。

たとえば、自閉症の本態は何かという問題については今なお議論の多いところですが、自閉症にみられる多様な言語発達病理像や行動障碍の大半は、これまでの発達過程、つまりは子どもを取り巻く周囲他者との対人交流の蓄積の中で生まれてきたものだと考えられるのです。乳幼児期早期には診断が容易ではないということ自体、発達障碍にみられる障碍特性や症状が生誕後の発達過程で形作られてきたものだということを意味しています。

このような考えは、自閉症を初めとする発達障碍が環境によって生み出されるという環境因論に与しようとするものではなく、ＷＨＯで決定された国際生活機能分類（ＩＣＦ）（ＷＨＯ、二〇〇一）で明示されているように、人間の発達や障碍過程はそもそも「個人（個体）」と「環境」の不断の交互作用を内実として孕んでいるからに他なりません。従来の発達観においては、個体能力の問題（障碍）に焦点が当てられ、障碍がどのような発達過程を通して形作られていくのかという重要な視点がないがしろにされているのではないか、という点を指摘したいのです。

第二に、発達障碍にみられる症状（障碍）は将来にわたって改善したり増悪したりする、つまりは変容していく可能性があるということです。強度行動障碍の事例においても、丁寧で根気強い働きかけを蓄積していくことによって、驚くほどの改善を見せることも珍しくありません（小林、二〇〇一）。その一方で、彼らの生育史を振り返ると、教育や福祉の現場で行われたあまりにも強引な働きかけが激しい行動障碍をもたらしていると思われる事例も少なくないのです。

第三に、発達障碍においては、土台が育ってその上に上部が組み立てられるという一般の発達の動きが阻害されているということです。乳幼児期早期に子どもと養育者のあいだでなんらかのボタンの掛け違いが起こり、そこに関わり合うことの難しさ（関係障碍）が生まれ、それをもとに対人交流が蓄積されていくことによって、関係障碍は拡大再生産され、その結果子どもに多様な症状

（障碍）がもたらされるとみなす必要があるのです。

「発達障碍」における「障碍」の意味

一般的に発達障碍は、子どもの発達途上で出現する障碍（disorder/disability）で、その障碍が生涯にわたってなんらかの形で持続し、その基盤には中枢神経系の機能成熟の障碍または遅滞が想定されるものとされています。ここでいう障碍とは医学モデルに基づき、中枢神経系の機能に起因する（主に生得的、時に後天的）基礎障碍（impairment）によって個体能力の正常発現過程が損なわれ、時間経過の中で心身両面にさまざまな正常からの偏奇ないし能力障碍（disorder/disability）が出現すると考えられています。

自閉症においても同様に、何らかの中枢神経系の機能の問題に起因する基礎障碍（impairment）が想定され、生誕後の発達過程の早期の段階で（主に一歳から三歳くらいまでに）、診断基準の三大行動特徴（対人関係の質的障碍、コミュニケーションの質的障碍、行動や興味の限局化）（disorder/disability）が出現するというわけです。さらに、自閉症ではとりわけ学童期から思春期にかけて多彩な行動面や精神面の障碍や症状を呈することが多いのですが、これらは二次障碍と称され、その後の成長過程で環境因が深く関与して形成されるものとみなされています。

以上のように通常、障碍は基礎障碍（impairment）、一次障碍ないし特異的障碍（診断を特定化する上での重要な障碍）（disorder/disability）、そして二次障碍の三つに分けて考えられていますが、実はこれら三者がどのような関係にあるのかいまだ判然としないのです。それはなぜかといえば、基礎障碍（impairment）を仮定するにしろ、一人の子どもが生まれた後の成長過程は子ども独自の自己完結的な営みではないことは自明のことです。そこには身近な養育者を初めとする多くの人々との関わり合いがあり、その結果、子どもの発達が保障されることになります。したがって、基礎障碍（impairment）と深く関連づけられている一次障碍ないし能力障碍（disorder/disability）の多くも養育者などとの深い関わり合いの中で生み出されてきたもの、つまり二次障碍と同様に、個体と環境との相互作用の産物として理解する必要があるのではないかということです（鯨岡、二〇〇五ｃ）。

これらの点がきちんと整理されていないために、次のような混乱が現場では起こっています。一見すると理解困難で多彩な行動面や精神面の障碍、さらには触法行為が短絡的に自閉症、あるいは軽度発達障碍と結びつけられてしまい、自閉症あるいは軽度発達障碍は、理解困難で危険な存在とみなされてしまうのです。

このような混乱は、これまで発達障碍が行動面の症状や能力面の障碍（disorder/disability）に焦点づけられ、こころの問題が外縁に追いやられてきたことによるところが大きいのではないでしょうか。たしかに脳性麻痺や難聴といった旧来の発達障碍に代表されるように、生得的な基礎障碍（impairment）に基づく能力障碍（disability）はあるにしても、発達障碍の子どもの育てにくさは育てる者にも不安や焦燥感を喚起させずにはおれません。そこでは両者の関係は負の循環を生みやすくなります。このような問題が広汎性発達障碍（ＰＤＤ）における対人関係においてもっとも深刻化しやすいのです。発達障碍におけるこころの発達の問題の大半は、このような関係障碍とそれに基づく負の循環が次々に重なり合って引き起こされているとみなす必要があるのではないかと思われるのです。

発達障碍研究における今日的課題

以上述べてきたように「発達障碍」を理解していくと、これまでの発達障碍研究がいかに荒削りなものであったかが見えてきます。個々の事例すべてが異なった素質と環境のもとに発達を繰り広げているにもかかわらず、「発達障碍」と診断することで、なんとかそこに共通性を探り、普遍的なものを見出そうとしているわけです。しかし、その多様性にこそ発達の最大の特徴があるわけですから、私たちに今つきつけられている課題は以下のようになるでしょう。

第一に、現在子どもにみられる多様な障碍（症状）がいかなる関係性の蓄積の中で生まれてきたのか、第二に、多様な障碍（症状）がいかなる関係性の蓄積の中で消退、あるいは改善していくのか、第三に、話しことばを初めとする種々の精神機能（能力）がいかなる関係性の蓄積の中で「関係の中の個」として体現してくるのか、これらの生成過程を明らかにしていくことです。

人間発達の理解の出発点に「個」ではなく、「関係」を置いて見ていくという立場が、「関係発達臨床」の柱の一つです。ある能力が最初から乳児に備わっているのではなく、最初はあくまで「関係」の中で対人交流（対人関係）が展開し、日々それが蓄積していく中で、「個」の中に体験として取り込まれ、次第にある能力となって「個」の中に開花してくると考えられるからです。種々の精神機能（能力）が関係の蓄積の中で「関係の中の個」として体現してくる、と述べたのはそのような意味ですが、その成り立ちを明らかにしていくことが今もっとも求められていることのひとつだろうと思われるのです。

第二章　関係発達支援の枠組みと具体的な進め方

ＭＩＵ（Mother-Infant Unit）という枠組み

ＭＩＵについて、物理的構造、観察方法、臨床記録方法、臨床の進め方などの詳細はすでに報告していますので（小林、二〇〇〇）、ここではその概略のみを述べるに留めておきます。

本書で提示した事例での実践の場は筆者の前勤務地（東海大学健康科学部）です。ＭＩＵは、母子と筆者らがともに活動する遊戯室、そこでの様子をビデオ録画できる観察室、そして主に親との面談に使う面接室の三室で構成されています。

（１）遊戯室の物理的構造

広さは四七㎡と親子とスタッフが入ってのびのびと振る舞うのに十分すぎるほどです。遊戯室の内部を写真で示します。**写真１**は入口からみたもので、**写真２**は入口の反対側からみたものです。

（２）観察室

観察室（**写真３**）は遊戯室とはドアを介して隣接しています。三台のビデオカメラにより遊戯室での様子を観察すると同時にスタッフにより録画が行われています。カメラは遊戯室の中央と部屋

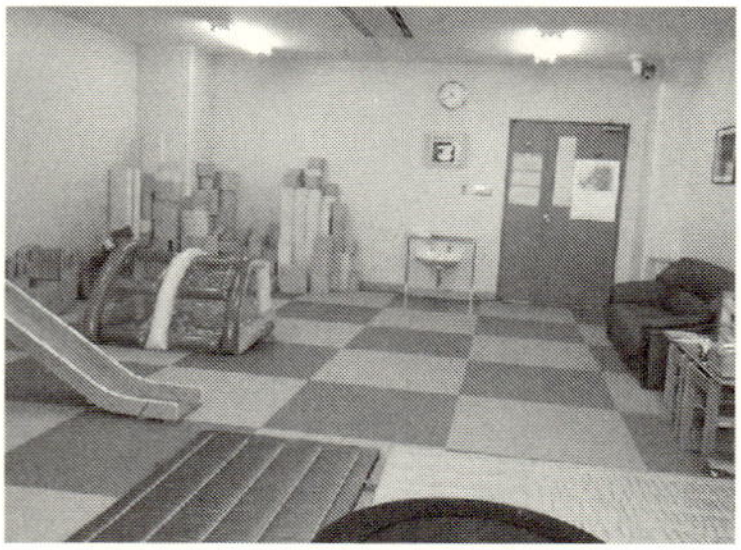

写真 1　遊戯室の内部その 1
（入口から見た内部）

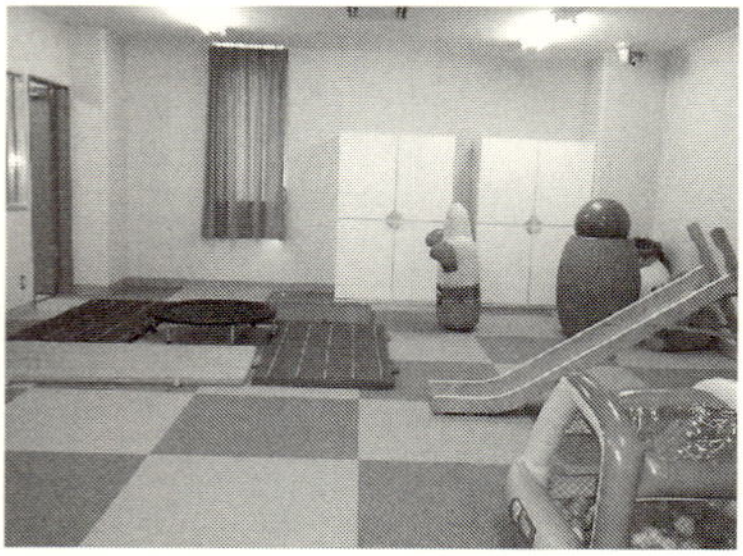

写真 2　遊戯室の内部その 2
（入口の反対側から見た内部）

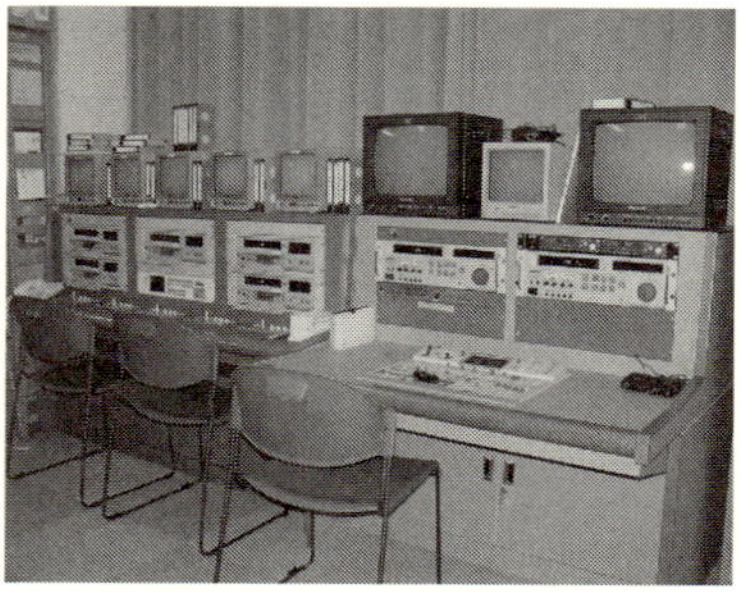

写真 3　観察室の内部

の両角に設置され、全体の動きがもっともよく見えるカメラから録画することが可能になっています。

ビデオは同時に二台のデッキで録画しています。一本は筆者らがあとで振り返る際に使用しますが、あとの一本はセッションの終了時に家族に手渡し、次回のセッションまでに振り返ってもらうためのものです。

（３）面接室

観察室と連結した形の面接室（一七㎡）があります。家族との面接や乳児と母親の場合のように遊戯室が広すぎると思われる場合に使用します。

（４）ＭＩＵのスタッフ

遊戯室での実際の関係支援には、中心的役割を担う主援助者の他に、適宜子どもの相手をする共同援助者があたります。

さらに、観察室には少なくとも観察記録者一名、ビデオ操作者一～二名、そしてセッションの全体の流れを記録する者が少なくとも一名います。

ＭＩＵでの活動の実際

（１）セッションの時間と回数

各セッション五〇～六〇分。原則として週一回。

（2）具体的な方法

①発達歴聴取、発達評価

②導入段階

導入時に母子の関係性の評価を行います。そこではエインズワースの新奇場面法（Strange Situation Procedure；ＳＳＰ）（Ainsworth et al., 1978）を実施しています。詳細については後述します。

③ビデオフィードバック（ＶＴＲＦＢ）

先に述べたようにセッションの終了時にセッションの様子を録画したビデオテープを家族に渡して、次のセッションまでに振り返ってもらい、記載用紙に感想を記録してもらいます。その際の記載項目は次の通りです。

i．治療全体の印象

ii．ビデオを見て初めて気づかれた点について

（a）子どもの行動について

（b）親の行動について

（c）親子の関係について

iii．家庭でのお子さまの様子と治療場面での様子を比較して気づかれた点について

ⅳ．ビデオを見てからご家庭で工夫を始められたことがあればご自由にお書き下さい。
ⅴ．ご質問ないしご要望があればご自由にお書きください。

④家庭での様子の記録

家庭での日頃の様子もきちんと把握することによって、セッションでの体験が日常生活にどのように反映しているのかを掴むことができます。さらに家族みずからが記録することで、日頃からの親子の関わり合いの様子をより意識的に観察する習慣が生まれます。

(3) ケースカンファレンス

毎週午前九時から一七時まで、多い時には六～八例担当していますが、その後夜にかけてスタッフ全員でその日担当したすべてのケースについてセッションを振り返ります。担当者（共同援助者）が全体を振り返って報告し、さまざまな観点から検討を行います。その際、重視しているのがＶＴＲＦＢです。気になったところをＶＴＲＦＢで振り返り、実際その時どのようなことが起こっていたのかを改めて捉え直すことによって多くの発見があります。

関係発達支援の具体的な進め方

関係障碍の見立て——新奇場面法（SSP）

乳幼児期に自閉症をはじめとする対人関係に問題をもつ事例に対して、関わりにくさの特徴を捉えるために、私たちは初回セッションの際に、SSP（図1）を実施しています。

これは子どもが養育者に向けるアタッチメントの特徴を評価するための心理学的実験の枠組みです。図1に示されているように、子どもと母親に母子分離と母子再会の場面を人工的に作り、そこで子どもが養育者に対して示すアタッチメントにまつわる反応を観察していきます。

アタッチメント関係が深まっていく一歳前後が主な対象となりますが、私たちがこれまでに対象としてき

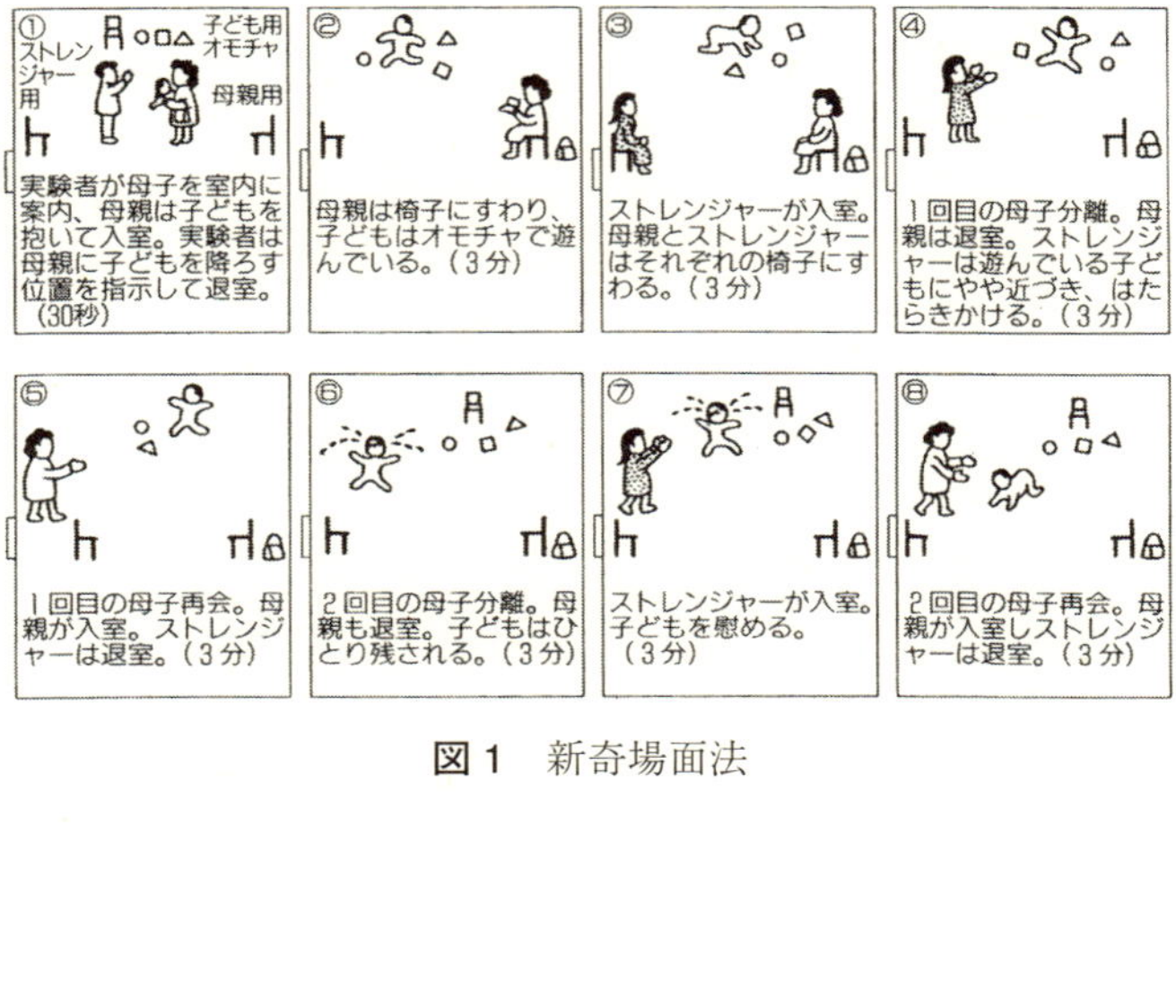
①
ストレンジャー用
子ども用オモチャ
母親用
実験者が母子を室内に案内、母親は子どもを抱いて入室。実験者は母親に子どもを降ろす位置を指示して退室。（30秒）
②
母親は椅子にすわり、子どもはオモチャで遊んでいる。（3分）
③
ストレンジャーが入室。母親とストレンジャーはそれぞれの椅子にすわる。（3分）
④
1回目の母子分離。母親は退室。ストレンジャーは遊んでいる子どもにやや近づき、はたらきかける。（3分）
⑤
1回目の母子再会。母親が入室。ストレンジャーは退室。（3分）
⑥
2回目の母子分離。母親も退室。子どもはひとり残される。（3分）
⑦
ストレンジャーが入室。子どもを慰める。（3分）
⑧
2回目の母子再会。母親が入室しストレンジャーは退室。（3分）

図1　新奇場面法

た子どもたちの年齢は〇歳から五歳程度までです。対人関係面での深刻な問題を抱えた子どもたちですので、すべての対象にSSPを実施しています。本来、SSPはアタッチメント・パターンを評価するために使用されるのですが、ここではアタッチメント・パターンの評価もさることながら、母子の分離と再会の際に認められる相互の微妙な反応のありように着目しています。そこには発達障碍にみられる対人関係の障碍の特徴が示されていると思うのです。

関係欲求をめぐるアンビヴァレンス

前著（二〇〇八）で述べたように、発達障碍の子どもと関与する人とのあいだに関わり合いの難しさがもたらされる最大の要因は、子どもの関係欲求をめぐるアンビヴァレンスと、それによって養育者の側に起こるさまざまな心理的反応です。子どもたちの多くは養育者にさまざまな欲求や要求をストレートに出すことに強いためらいをもっているので、どうしても養育者はどのように関わったらよいのか、困惑してしまいます。そこで多くの場合、なんとか子どもの反応を引き出そうとして積極的に子どもに働きかけようとしてしまいがちですし、実際これまで相談に行った先では養育者にそのように助言していることが少なくないのです。その結果、親子の関係に悪循環が生まれてしまいやすいのです。

アンビヴァレンスの緩和

そこで臨床の要となるのは、このアンビヴァレンスを緩和するように働きかけることですが、そのためにまずもって必要となるのは、養育者の側に起こる負の感情とそれに伴う負の関わりを低減することです。言い換えれば、両者のあいだに生まれた悪循環を断ち切ることにあるのですが、そのためには子ども自体に直接働きかけるのではなく、子どもが全面的に依存せざるをえない存在である養育者の側への働きかけが重要になります。アンビヴァレンスを緩和する働きかけのポイントは、それまでの養育者による過干渉的なあるいは一方的な対応をできるだけ控え、子どもの関心の向かうところを丁寧に受け止めるようにもっていくことです。実はこのことが私たちのみならず養育者にとってももっとも難しいところなのです。アンビヴァレンスの強い状態にある子どもたちは、自らの欲求や要求を私たちにわかりやすく表に現わさないのです。

養育者の関わりへの助言や指導は慎重に

なぜなら子どもの養育者に対する強いアンビヴァレンスは、けっして養育者に対する負の感情に基づく回避あるいは拒否的反応といった単純なものではないからなのです。子どもは養育者に対してなんらかの関わりをもちたい気持ちがあるにもかかわらず、養育者の子どもへの関わりが彼らには侵入的に映り、その結果回避的にならざるをえないという一面があるからなのです。

ここで最も大切なことは、子どものさまざまな気になる行動が、実は養育者との関係の中で起こっていることに気づいてもらうことです。その意味でＶＴＲＦＢは（二九頁参照）とても役立ちますが、実際のライブの臨床場面でビデオがすぐに役立つわけではありません。後から確認する時に有効なことは多いのですが、実際の場面では私たち援助者がその場で起こっていることを的確に把握して、そのつど養育者に投げ返していくことが求められます。その際、大切なことは、養育者自身に自分自身の行動とそのさいの気持ちの動きを振り返ってもらいながら、そこで生じた子どもの行動とその背後に動いている気持を思いやることができるように、丁寧に支援していくことなのです。

今日、自閉症をはじめとする発達障碍は器質的障碍であるとする一般的理解が広がっていますので、養育者の子どもへの関わりに対して、不用意な助言や指示を行えば、養育者に数十年前の母原病の再来の悪夢を呼び覚ましかねない危険性があります。本書で提示した事例においても母親が子どもへの関わりに対する注意や助言の多さに対して驚きの感想を述べていることからも、養育者がこの点に神経質になりやすいことを常に念頭に置く必要があることを改めて教えられます。なぜなら養育者は子どもの状態を子ども自身の内部から生まれた障碍であると思いこんでいることが大半だからです。

悪循環から好循環へ

親子間の悪循環に対する先のような対応が功を奏すると、子どもの関係欲求が前面に現れやすくなり、その結果、養育者は子どもの気持ちの動きを把握しやすくなります。それによって、養育者も子どもの気持ちを受け止めることが比較的容易になり、当初の関わりが難しいという感じが薄れ、好循環が生まれ始めます。

安心感が好奇心を引き出す

その中で子どもに少しずつ安心感が育まれていくようになると、子どもは外界に対して好奇心を持ち始め、積極的に外界との関係を持つようになります。当初の警戒的な構えから一転して外界に対して好奇心をもって関わろうとするようになるのです。このような変化が生まれてくると、当初顕著であった自分の世界を守ろうとする意図をもったこだわり行動や繰り返し行動は影を潜め、同じようなことを行っているように見えても、その行動の意図が随分と把握しやすくなっていきます。

子どもの気持ちに沿った関わり

子どものそうした肯定的な変化は養育者の喜びとなり、養育者の前向きな育児姿勢を強めて、子どもとのあいだで何かを共有しよう、子どもの気持ちに添おうという姿が増えていきます。こうして好循環が本格的に巡り始めますが、その中で、関係欲求の高まりとの関連で、子どもの側にさまざまな表現意欲が湧いてきます。このような好ましい関係が生まれることによって初めて、子どもの本来の発達の道が切り開かれていくのです。

子どもの自己表現に対する養育者の複雑な反応

このように述べると、悪循環を断ち切ることができれば、万事うまくいくように感じられるかもしれませんが、事はさほど容易ではありません。それまで見せたことのない子どもの内面の思いがさまざまなかたちで表現されるわけですから、それに対する養育者の反応も複雑なものがあります。そこには養育者のそれまでの人生上の体験が映し出され、子どもとの関わり合いが再び複雑なものになっていくことは大いに起こりうることなのです。したがって、〈子―養育者〉関係に対して常に細心の注意を払いながら観察し続けていくことが求められるのです。

子どもの当初の自己表現は未分化な様相を呈する

ここでもうひとつ注意を喚起しておかなければならないことは、関係がいまだ未熟な段階にあっては、子ども自身の自己表現のあり方も未分化でその意味も漠として把握しづらいことが多いことです。私たちの目には、何を言いたいのか、何をしてほしいのか、輪郭が明確でないことが少なくないのです。なぜならば、そのような段階では子ども自身のこころの世界もいまだ漠としたものであり、明確な外界対象への関心というよりも、養育者に対する関係欲求、つまりは甘えの気持ちによって動かされていることが多いからです。したがって、関係が変化していく初期段階では、子どもの自己表現を捉える際には、表出された言動そのものに囚われることなく、子どもの気持ちの動きに沿って対応するという心がけがとりわけ大切になります。

多様な子どもの変化の発達的意味を読み解いて解説する

筆者がこれまで関係発達支援を積み重ねてきて痛感するのは、親子関係の悪循環が断ち切られ、好循環が巡るようになると、子どもの主体的な動きが目立つようになり、そこに多様な子どもの変化が次々に生まれてくることです。その際、その変化が発達論的にどのような意味を持っているかを私たちはよく理解し、それを養育者に投げ返していくことが強く求められます。そのことによって、養育者は子育てに従事する喜びを体験し、育児に従事する親としての主体性も育まれていくことになるからです。ここに関係発達臨床の醍醐味があるといっても過言ではありません。

第三章　臨床経過の記述方法について

関係発達臨床の実践において問題となるのが、「関係」をどのような視点から捉え記述するかということです。これまで行動次元での相互作用の記述は盛んに行われてきました。しかし、そこでは当事者双方の主観と間主観にまで踏み込むことはほとんどありませんでした。近代科学における客観性重視の姿勢がそうさせてきたのでしょう。

しかし、乳幼児の精神発達と精神保健の問題が深刻化し、この時期の〈子―養育者〉関係が俄然注目されていく中で、原初段階の二者関係における間主観性の成立の重要性が認識されてくるようになったのです。

〈子―養育者〉関係においては、生まれたばかりの子どもは養育者に全面的に、絶対的に依存していかなければ生きていけない微力な存在です。しかし、養育者は無条件に子ども可愛さで養育に没頭できるかといえば、さほど事は単純ではありません。自分が子ども時代に育てられた経験、さらにはその後の人生経験が養育する際にさまざまな形で顔をのぞかせることが少なくありません。このような非対称的で繊細な〈子―養育者〉関係の実像に迫るためには、単に行動次元の相互作用の記述に留まることはできません。二者間の間主観性のありよう、つまり当事者双方の主観の領域に踏み込むことがぜひとも必要になります。

このような理由から、筆者は本書において親子の関係発達支援の過程の実像に迫るべく、多様な視点からの記述を心がけました。それは具体的には、①客観的行動観察、②関与観察、③介入と助言、④スタッフによるビデオフィードバック（ＶＴＲＦＢ）、⑤家族によるＶＴＲＦＢ、⑥日常生活場面での母親による記録（日記）などです。

これらの視点から記録を取ることによって、以下に述べるような把握が可能になります。

（1）客観的な行動観察

筆者は、従来から行われてきた行動次元の相互作用の把握をけっして軽視してきたわけではありません。それは不可欠な作業です。筆者はビデオによる観察記録を行うことでそれをある意味では徹底して行ったといってよいかもしれません。本書でもセッションで起こった事象の中で大切と思われたものを可能な限り拾い上げるようにつとめました。ただし、その際の判断の拠り所となったのは、当事者双方の主観のありようでした。気にとまった〈子―養育者〉関係を前にした時、筆者はかならず、養育者はどのような思いでそのような行動をとったのか、そのような関わりを子どもはどのように受け取ったのか、との問題意識を持つように心がけました。そのような意図のもとに、筆者はセッションにおいてことあるごとに、養育者の行動の背景にある気持ちの動きを尋ねるとともに、その際の子どもの気持ちにも思いをはせてもらうようにしたのです。

(2) VTRFBによるメタ観察

MIUの実践を通して痛感したことのひとつが、セッションの中に入っている当事者でも気付かない出来事が頻繁に起こり、かつそれがいかに両者の関係を規定しているかということでした。原初的コミュニケーション世界は、当事者双方が意識の上では気付かない、あるいは気付きにくいものですが、そこでは本能次元で互いが深く影響を及ぼし合っているものです。したがって、それをどのように掬い取って臨床に生かすかがとても重要になります。そこで試みたのがVTRFBでした。VTRFBをスタッフのみならず両親にも課すことによって、自らの行動を第三者的な視点に立って捉えるというメタ観察が可能になったのです。

ただ、ここで注意を喚起しておきたいことがあります。この事例の両親は熱心にVTRFBに取り組んでくれましたが、この作業は実際にやってみると非常につらいものであることに気付きます。自らの臨床場面をVTRを通して振り返るのは、己の講演録音をあとで聞き直す時の気恥かしさなどとは比較にならないほどにつらいもので、自己嫌悪に陥ることも少なくないでしょう。VTRF

Bを実際に試みるのは、特殊な物理的環境も必要としますし、不用意にどのような事例にも実施できるものではないでしょう。MIUという試みはその意味では実験的なものであったということができましょう。

(3) 関与観察とエピソード記述

MIUの実践記録の中核をなすのがこの関与観察であることはいうまでもありません。その際に心がけたのは鯨岡（二〇〇五a）が提起した関与観察に基づくエピソード記述でした。

鯨岡が述べるように、関与観察は「観察する」ことと「関与する」ことという容易には両立しがたい二律背反的な性格を持っています。一方では、観察事象を対象化して客観的に（自分を背景に退かせて黒子に徹する態度で）捉えることが求められますし、他方で、観察対象を前にして観察者は自ら主体としてそこに何かを感じる態度が求められます。このように自分を殺しつつ、同時に自分を生かすということは臨床経験を踏んできた者にとってもさほど容易な作業ではありません。

エピソード記述という新たな観察記録法が「関係発達臨床」において積極的な意味を持つのはなぜか、筆者なりの考えを以下、述べてみようと思います。

MIUのセッションにおいては〈子―養育者〉関係のみならず、〈子―援助者〉関係、〈養育者―

援助者〉関係と、大きく三つの関係が蠢いていますし、さらにはそこに共同援助者も介在していますから、それら相互の関係の動きの全貌を把握するという作業は至難の業ですし、それは原理的に不可能です。そこで大切になるのは、観察者自身が何をどのように大切なものとして受け取るかということです。人間が人間を観察するという営みは、たとえ本人は客観的に努めているといっても、自分を殺して客観的態度に終始することは原理的に不可能な作業といってもいいでしょう。どうしても観察者自身の主観という色眼鏡を通してしか把握することはできないのです。しかし、この限界性を観察の欠点とみなすのではなく、そこに重要性を見て取るのが関与観察の考え方です。観察される当事者自身、その場での関わり合いの中で互いに影響を及ぼし合いながら生きているわけですが、影響を及ぼし合い、反応し合うという営みはまさに当事者の主観という世界を通して展開しているものだからなのです。けっして今現在受けているあらゆる対人刺激に反応して生きているのではなく、多くの刺激の中で当事者の主観になんらかの意味あるものが、当事者に強い影響を及ぼし、反応を引き出すのです。このような性質をもつ事象を捉えるために、観察者は観察対象者の主観の世界を自らの力動感 vitality affects（五〇頁参照）によって鋭く感じ分けることが求められるのです。

したがって、観察者の目を通したエピソードのもつ意味を明らかにするのは、観察者自身の学問的背景なのです。観察者自身の主観を通してこそ、そこに重要な意味を見出すことができるのです。

（4）日常生活での出来事の記録

これまで発達障碍に対して盛んに試みられてきたものとして、行動療法的技法があります。問題行動を修正し、好ましい行動を身につけることを眼目とした接近方法ですが、そこでいつも議論の対象となるのが汎化の困難性という問題でした。治療場面では行動が改善したかにみえても、日常生活場面では一向に改善しないという問題です。

関係発達臨床においても、セッションで観察された事象や改善されたと思われた事象が日常生活場面ではどうなのか、ということをいつも考慮してきました。その確認と支援の参考に、セッション外での日常の出来事を、印象的なものに限って記録してもらうように母親に依頼しました。この記録は、セッションで把握した事象のもつ意味を再確認することを可能にするとともに、両親にとっても普段から子どもとの関係を大切にすることを意識化する上で役立ったように思います。

以上、多角的に観察記録を取ることによって、関係発達支援の経過を詳細に記述することが可能になったと思いますが、本書でもっとも焦点を当てたかったのは、あくまで主人公の「A男」くんのこころのそだちを私たち大人がいかにして支えていったか、ということでした。よって、A男くんに焦点を当てることによって、両親の側からすれば、自分たちは悪者であるかのように感じられたことも幾度となくあったように思います。私たち大人はどうしても自分たちの期待、願い、価値観のもとに子どもたちを育てることになるという宿命を持っているものです。そのことが本書でも浮かび上がっていますので、両親の立場としてはつらいものが多々あっただろうと推察します。

しかし、本書では長期経過をきちんと論じることによって、当初の両親のつらい体験は、結果的にそれを乗り越えることによってA男くんのこころのそだちを支えることにつながっていったことが証明されていますので、最後まで読んでいただくことによって、読者にも多くの示唆を与えることになるのではないかと心から念じている次第です。

次章は、これまであまり例を見なかったひとりの自閉症の子どもとその親に対する関係発達支援の臨床実践報告です。その性質上、かなり踏み込んだ内容になっていますが、それは本書の目的を考えた時に、どうしても取り上げなければならないところでもあったのです。臨床事例を書として まとめる際に必ず突き当たる壁ですが、とりわけ本書のようなひとつの事例を対象とした実践報告となると、その問題はとても大きなものとなります。よって、著者としてももっとも気をつけなければならなかったことは、事例の匿名性をいかにして保つかということでした。実践の本質部分からは外れると思われた事実については、極力修正を加えるように心がけました。ただ、当事者のみにしかわかり得ないセッションの中での出来事については極力事実に沿って記載することに努めました。

以上の理由をもとに、次章に示す関係発達支援の経過は以下のような流れで記述しています。

（1）各セッションの流れの記述
（2）セッションの中での重要と思われる動きとその意味についての説明
（3）介入と助言：セッション中に筆者が両親に対して行った介入と助言の具体的内容
（4）解説：本書を理解する上で鍵となる用語の解説
（5）その他：両親がセッションのＶＴＲＦＢで振り返った内容や、家族の日常生活での様子を書いた母親の日記の抜粋

第四章　関係発達支援の実際

——幼児期における親子関係の変容過程

事例紹介

A男　初診時年齢　四歳〇カ月

知的発達水準　境界域　津守・稲毛式発達検査　発達指数（DQ）八〇

臨床診断　自閉症

主訴　ことばの遅れ、視線回避、独語、ひとり笑い、こだわり。

家族構成　父方祖父母、両親、姉、A男の六人家族。

発達歴　胎生期は特に問題はなく、満期安産だった。しかし、乳児の時から身体が弱く、風邪をこじらせては肺炎になったり、喘息気味で、生後一年はほとんど寝てばかりであった。そのためもあってかあまり母親になつかず、どことなく視線も合いにくく、もの静かな印象の強い子どもであった。人見知りがなかったために、手もかからず子育ては楽だった。家業の手伝いもあったので、仕事ができて助かったというのが正直な気持ちだった。一歳の誕生日前にはハイハイをせずにいきなり歩けるようになった。一歳六カ月健診では特に異常を指摘されることはなかった。二歳の時、保健所で初めてことばの遅れを指摘された。ことばはなかなか出てこなく、二歳半になってようやく発語。三歳健診で、知的障碍児施設に通うことを勧められたが、当時は両親ともさほど深刻に思わず、なんとかなるのではと軽く考えてどこにも通わせなかった。

三歳過ぎるころから、タオルケットを始終お守りのように持ち歩くようになり、それを取り上げると火がついたように激しくなくようになった。あまりにもかんしゃくが激しいので、さすがに両親も心配になり、地域のこども病院小児科を受診し、精査を受けたが特に異常は指摘されなかった。発達検査では二歳程度と言われた。

その後、次第に自分ひとりで遊ぶことが増え、自分の世界に没頭してぶつぶつとつぶやいていることが多くなった。時に、天井を見て笑い出したり、手をヒラヒラさせたりすることもみられるようになった。

三歳すぎの春先から保育園に通うようになったが、園では相変わらずひとり遊びが目立ち、集団活動にはまったく興味を示さなかった。園の方から問題を指摘されて、両親も心配が強まり、四歳〇カ月、近所の人の勧めで筆者のところに受診となった。

MIUでの関係発達支援の経過

第一回

SSP（以下の〇付き数字は一八頁の図1の各場面を示す）

①スタッフが母親にSSPについて説明した。母親ははきはきと返事をしながら聞いていて、とても協力的な態度である。

②A男は入室するなり机の上に置かれた細々とした遊具を手で扱い、物色している。母親も一緒にな

ってＡ男の興味を引くものがないか探している。「Ａ男ちゃん、消防自動車あるよ！」「Ａ男ちゃん、トーマス（機関車）あるよ！」と次々にＡ男に見せる。それに付き合うようにしてＡ男は母親の差し出した玩具を手にとるが、興味が引かれないのか少しだけ扱ってはすぐに他の物に気が移ってしまう。母親はなんとかＡ男の関心を引きつけようと懸命にＡ男の名前を呼びながら、玩具を次々に手にとって見せる。Ａ男が玩具の野菜や果物を手にとって包丁で切り始めると、Ａ男の動きに合わせて「よいしょ！」などと懸命に声をかけている。母親の懸命さがとても伝わってくる。しかし、Ａ男の気持ちは乗らず、どこか引いてしまっているように見える。

③（ストレンジャー（ＳＴ）入室）すぐに母親が気づいてＳＴに向かって挨拶をする。Ａ男は先ほどから野菜や果物を手にとって包丁で切っている。母親はＡ男に「Ａ男ちゃん、こんにちはは？」と挨拶をするように促す。するとＡ男は包丁を扱いながら「コンニチハ」と小声で気のない返事。母親はＡ男の顔をＳＴの方に向けさせようとする。しばらくして、Ａ男が包丁で野菜を切っていると、それに合わせて「よいしょ」と掛け声をかける。そしてすぐに、切った野菜を「今度は切ったのを（先生に）はいどうぞ」とＳＴに差し上げるようにとＡ男に促す。Ａ男はなんら抵抗無く手にとってＳＴの方に近づいて手渡す。

　母子二人でままごと遊びをしているように見えるが、母親の活発な働きかけが前景に出て、Ａ男の動きはどことなく控えめで楽しそうな感じは受けない。母親の誘いや促しに素直に従っているように見えるが、Ａ男はどことなく動かされている印象が強い。母親のＡ男へのことばがけがとても多いのに比して、Ａ男の発語はほとんどみられない。

④（母親退室、母子分離一回目）母親はスタッフの誘導にすぐに反応して「はい、すみません」と言いながら退室。A男に対して特に合図を送ることはない。A男も特に目立った反応をすることなく、同じように野菜を包丁で黙々と切り続けていたが、三〇秒ほど経過すると突然、野菜を持っていた前腕に力が入ってひきつけるような動きが数回出現する。さらにまもなく唐突に意味不明な独り言をつぶやき始める（チック様発声）。STはずっと黙って椅子に座って眺めている。二人の間になんとも言えない緊張した雰囲気が感じ取れる。

⑤（母親入室、ST退室、母子再会一回目）母親は黙って入室。A男は母親に気づいてドアの方に視線を向けるが、すぐに再び野菜の方に視線を移す。A男がしばらく何もしないで立っていると、母親は玩具を扱いながら積極的にA男を遊びに促し始める。相変わらず、A男の発語はまったく聞かれない。

⑥（母親退室、母子分離二回目）スタッフに促されて母親は黙って退室。A男は母親の出て行く後ろ姿を目で追っているが、後追いすることはない。ただ呆然と見送っている。十秒ほどすると突然先ほどと同様の独り言をつぶやき始めるが、先ほどよりもかなり大きな声で緊張の高いのが印象的である。机から離れて積み上げられたブロックの上に登り、ブロックを手で思い切り叩いては独り言を発してブロックから降りる。つぎに大きなボールに近づくが、少し触れるだけで今度は机の方に再び戻る。先ほどやっていた野菜の包丁切りである。このように何をやっていても集中することはできず、落ち着かない様子である。母親が退室して二分半近く経過したころに突然、ドアの方に接近しながら独り言をつぶやく。しかし、ドアを開けようとはしない。まもなくSTが入室。

⑦（ＳＴ入室）ＳＴは椅子に座って静かにＡ男を見守っている。Ａ男はＳＴに特に関心を示すことはなく、先ほどと同様に一人で黙々と野菜切り。しかし、一分半ほど経過すると、突然独り言をつぶやき始める。Ａ男は天井の方に前腕を差し上げながら何か語りかけるように大声を発しているが、全く意味不明。ＳＴはそれにどのように応答してよいか困惑気味で、じっとしているだけである。

⑧（母親入室、母子再会二回目）母親の入室に気づいてドアの方を見るが、すぐに先ほど扱っていた玩具の方に視線を移す。玩具を扱っているＡ男に近づいた母親は、「Ａ男ちゃん、何していた？」と尋ねながらＡ男と一緒に何かをしようと語りかける。Ａ男の方は先ほどから机の上の玩具ばかりに注意が向いていたが、まもなく母親は部屋にあった滑り台を指さして「Ａ男、滑り台があるよ」とＡ男を誘い始める。すると驚いたことに、Ａ男は玩具を両手に持ったままで、勢いよく（というよりも唐突に）滑り台の方に走っていき、滑り台の階段を登っていく。母親は両手に持っていた玩具を見て、「あぶないよ、一つちょうだい」と促すと、すぐに母親に一つ手渡してから滑る。一回滑っただけで、ふたたび先ほどの玩具を扱い始める。まるで、他の遊びをしていてもここに戻ることによってＡ男は多少なりとも安心しているように見える。机に置かれた玩具を見ていて、Ａ男が知っていると思われるものだと母親はそれを取り出して「これなに？」と幾度も尋ねている。Ａ男が反応しないと執拗に何度も尋ねている。Ａ男は「ナニ」とオウム返しで反応しているばかりである。ただ、Ａ男が自分で玩具を扱いながら突然「デキタ！」と大声で叫ぶ。しかし、母親はさきほどと同様に「これなに？」と繰り返し尋ねている。母親はＡ男に働きかけることに懸命になっていて、Ａ男が何をしようとしているかを感じ取るゆとりがないのが印象的である。

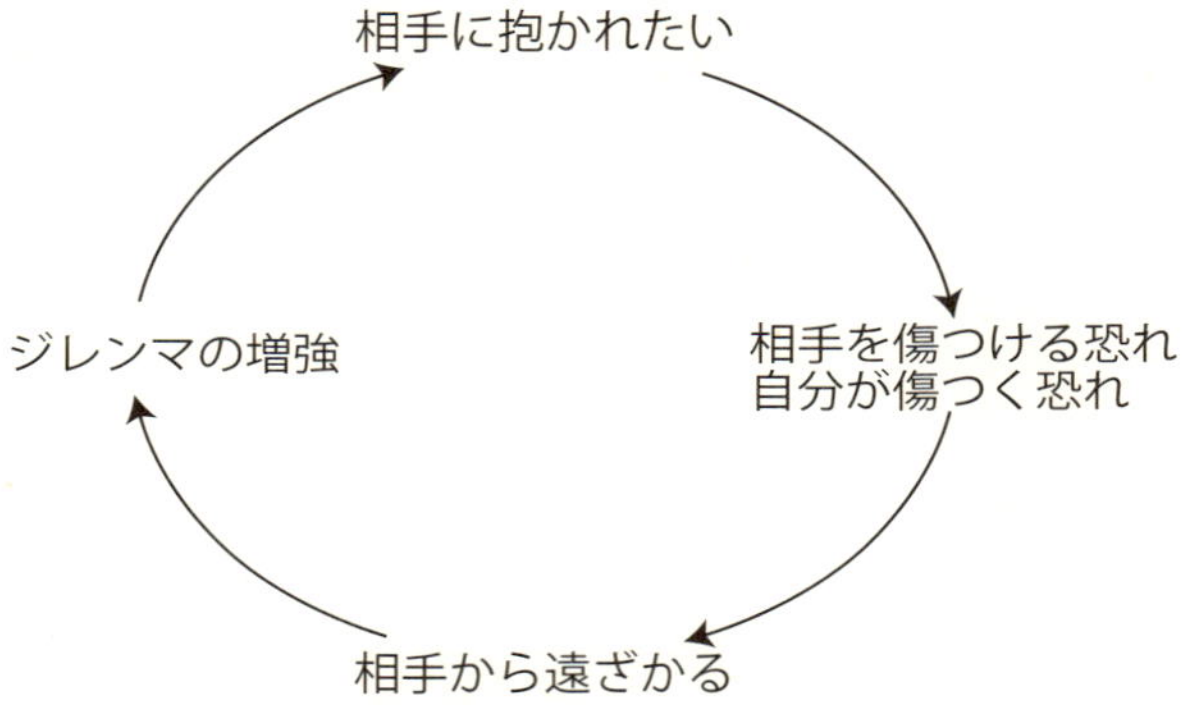

図2　関係欲求をめぐるアンビヴァレンス

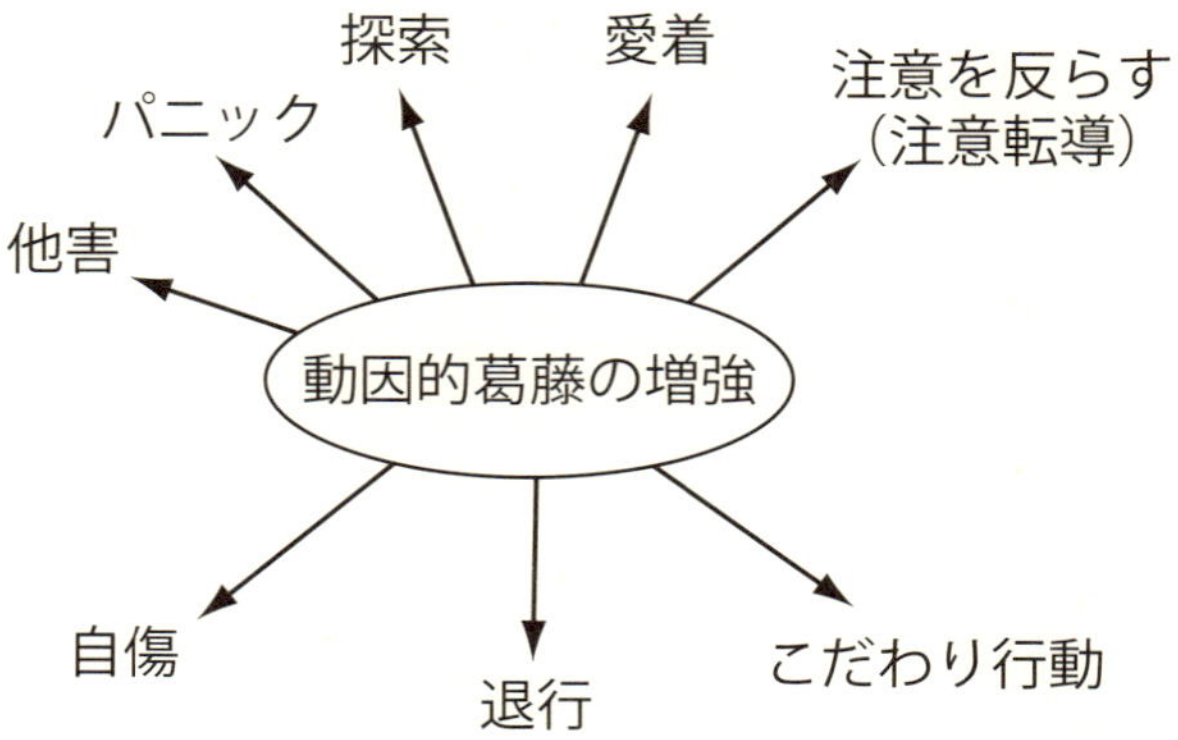

図3　関係欲求をめぐるアンビヴァレンスと動因的葛藤行動

母子の関わり合いの特徴

ＳＳＰ開始前の説明時、母親は自分が不在になってもＡ男は何の反応もしないだろうと予測していましたが、実はそうではなく、Ａ男は後追いをしたり、泣いたりしないだけでした。母親の熱心なＡ男への働きかけには回避的な態度を示しながらも、いざ母親が不在になると、明らかに不安は高まっています。しかし、母親を求めるような直接的行動を取ることはできません。非常に強い動因的葛藤が認められ、ついには不随意運動（チック様発声、前腕のけいれん様運動）を思わせる反応が生じています。さらにはひとりでつぶやくようにして空を見つめています。一見すると奇妙な印象を受けますが、近くで見ていると非常に痛々しい感じのする反応です。

解説

動因的葛藤行動 motivational conflict behavior（Richer, 1990）

発達障碍の疑われる子どもたちと養育者のあいだに生れやすい関係の難しさの背景には、子どもの心性としての関係欲求をめぐるアンビヴァレンスがあります（図2）。

子どもは潜在的には養育者とのあいだで関わり合いたい、かまってもらいたい、注目されたいといった関係欲求を持っているにもかかわらず、いざ養育者が関わろうとすると、すぐに（本能的に）回避的な反応を示してしまい、二人のあいだに望ましい関わり合いが生まれません。しかし、いざ子どもが突き放されると関係欲求は満たされず、ジレンマが生じ、関係欲求はより一層高まります。関係欲求が高まると、さらに一層回避傾向が強まっていきます。このような悪循環の結果、子どもと養育者のあいだに深刻な関係障碍が生まれていくことになります。ここで生じるジレンマが高じると、さまざまな病理的行動が引き起こされます。これらの行動を動因的葛藤行動（図3）とよび、発達障碍にみられる行動障碍といわれるものの大半はこのようなメカニズムによって生じています。

このSSPで認められた独り言のようなつぶやきや不随意運動を思われる奇異な身体の動きがそれに該当します。

これから述べていく支援の経過の中で、この葛藤行動が消退したかと思えば、再現したりしますが、その背景にはA男のアンビヴァレンスの増強が絡んでいることがよくわかります。

介入と助言

SSPでのA男の反応を通して考えられるA男の母親に対する気持ちの状態（関係欲求をめぐるアンビヴァレンス）について解説するとともに、子どもに何かを誘ったり、促したりするようなことばかけを極力控えて、話しことば以外の方法で接近するように努めましょう、A男が親に懐いてくるように、甘えてくるように、まとわりついてくるように、一緒にいろいろと工夫していきましょう、と伝えました。両親は熱心に耳を傾け、これからの取り組みに対して意欲は高いことがうかがわれました。

このセッションの後、母親はVTRFBで次のように感想を述べています。

先生にも言われましたが、Ａ男の先回りをして言ったり、してあげることが日常多いことに気づきました。どうしても大人の世界に合わせさせてしまって、言わせたり、やらせたりしていたと思います。親に自分の気持ちを出せなくて、どこかずれてきているのかも……と悲しくなりました。なんとかしなくてはと思っています。

第二回　両親と姉も同伴

今回は姉もＡ男と一緒にやってきた。ＭＩＵに入ってＡ男と一緒に自由に遊び始めると、姉はひとりで楽しそうな声を出しながら、活発に動き周っている。Ａ男と違って、場を圧倒させるほどの存在感がある。姉はひとりで遊びながらも、みんなに注目してほしい様子で、盛んに両親の方に視線を送っている。姉の激しい動きにＡ男の存在感は希薄になってしまい、おとなしく黙々とままごとセットを使って遊んでいる。

セッションの前半、両親と筆者はずっとソファに座って面接をしている。

時折、Ａ男は乗り物を動かしながら両親のそばを移動する。それとなく関心を引こうとする行動に見えるが、両親と筆者は面接に熱中していて、Ａ男に声をかけるゆとりはない。

姉がパンチングドール（ビニール製で円筒形の起き上がり小法師）を足で蹴りながら戯れていた。しばらくして姉が遊びをやめて大人しくなった途端に、それまで姉に圧倒されて黙々とひとりで遊んでいたA男はパンチングドールを使って遊び始める。すると姉はふたたびそれを使ってA男と一緒に遊ぼうとするため、A男はすぐに回避的になってやめてしまう。A男は自分の遊びの中に姉が入ってくるとすぐに自分を引いてしまうが、姉が他の遊びを始めるとおもむろに行動し始める。A男は姉の動きに圧倒されるのか、回避的な態度であるが、姉を嫌がっているふうではない。姉のやることを自分もやりたそうにしている。姉のやることを見てないようでもよく見ているのであろう。

共同援助者（以下ＴＨ）にも警戒的で、ＴＨが働きかけるとすっと回避して、母親のそばに接近することが多い。

セッションを終えようと筆者が声をかける。するとA男は途端に活動的になり、滑り台、パンチングドール、シーソーなどを次々に使って遊び始める。ＴＨがつき合い、パンチングドールを相手に、パンチを始め、やっと楽しめるようになっている。

それまではほとんど大きな声も出さずにおとなしそうにひとりで遊んでいたが、周囲の者が帰ろうとして一斉に引き始めると、途端に活発になって遊ぼうとする。

このセッションでA男には次のような行動特徴が認められている。

①掌をヒラヒラさせる常同反復的行動が頻回に出現している。
②木琴のばちを持ち続けて、まるで何かに変身したいかのように振る舞いながら独語をつぶやいている。
③中腰になって動き回っていて、全身の動きが萎縮していて、不自然な印象を受ける。

接近・回避動因的葛藤――天の邪鬼

今回は姉と一緒であったため、A男と姉の存在感がとても対照的であることがよくわかります。姉は周りの人たちに注目されたいという思いがとても強いのですが、A男は対照的に目立たないように自分をすぐに引いてしまうのが特徴的です。

何か遊びをしようとしても、姉が元気よく遊んでいると、A男は引いてしまっています。しかし、姉が遊びを一次的に止めていると、おもむろにA男は遊ぼうと動き始めます。再び、姉が遊び始めると、A男はすぐに引いてしまっています。

まさに「天の邪鬼」といってもよい状態ですが、ここに接近・回避動因的葛藤の特徴がとてもよく表れています。

周囲の人たちが活発になると、自分は回避的になり、周囲の人が静かになると、逆に積極的に自分を出し始めています。そのことがセッションを終えようとした時に、とてもよく表われています。

母親に抱っこされることに対する回避的構え

もともとA男は接近・回避動因的葛藤が強いのですが、乳児期から添い寝をしてやっても、背中を向けながら腕だけからみつけていたことを、母親は思い出したといいます。

母親が強引に接近して接触を求めると、緊張と回避欲求を引き起こすために、A男は逡巡し、抱かれてもあとから顎を自分の手で叩くなどの自傷が出現するというのです。
接近・回避動因的葛藤によって説明がよくつく話です。

集中できない——動因的葛藤のもたらすもの

A男は何かをやろうとすると、周囲のことが気になり、そちらに気をとられてしまいます。何かが目に入ると、それを扱い始めますが、すぐに、周囲のことが気になり出して、そちらに気を取られて、今やっていることに集中することができません。
(玩具の)包丁で野菜を切り始めますが、すぐに姉のやっていることが気になってしまいます。でも姉の存在に圧倒されてしまい、姉に接近して一緒にやることはできません。

何かをしようとすると、すぐに次のことが気になってしまうという意識状態と極めて似通っています。このような心的状態のために、自分の興味関心に沿った集中的な取り組みが難しいのです。これも動因的葛藤によってもたらされた心的状態といっていいでしょう。

解説

注意集中困難、注意転導

注意が逸れる、注意転導、落ち着かない、ひとつのことに集中できないなどの行動特徴は注意欠陥多動性障碍（ADHD）を初めとする発達障碍に多くみられる行動特徴としてよく知られています。今日では、これらの行動特徴の背景に脳機能障碍が想定され、世界中で薬物療法が盛んに用いられています。

注意転導といった行動の原点は、乳児期によく見られる視線回避にあると筆者は考えています。視線回避は、けっして乳児自身の個体の特性として出現しているのではありません。他者の視線そのもののもつ力動感があまりにも侵入的で不快なものとして知覚されるために回避的反応を示しているのです。

筆者は一歳になったばかりの事例において、SSPで印象的な場面を観察したことをすでに報告しました（小林・原田、二〇〇八、一九二頁）。母親が退室して一人になると心細い反応を見せていたにもかかわらず、いざ母親が戻ってきて再会する場面で、母親と手を握り抱きかかえられそうになると、途端に母親の方から視線を逸らし、部屋から出ていこうとするストレンジャーを目で追い始めていました。筆者はここに子どもの母親に対する関係欲求をめぐるアンビヴァレンスを見て取りましたが、このような反応は、視線回避と同じメカニズムで生じていると思われます。

子どもに安心感がない状態にあっては、さまざまな刺激のもつ力動感は子どもにはとても侵入的で不快なものとして感じられます。そのため回避的行動をとるのですが、この事例が母親から視線を逸らし、ストレンジャーを目で追いかけたのも、視線回避の延長線上の行動であって、注意転導として捉えることができます。

ここでA男が集中できないのは、いつも周囲に対して警戒的な構えを持っていますので、あらゆる刺激に対して敏感に反応しやすい状態にあるからです。常時臨戦態勢にあるといってもいいでしょう。いついかなる刺激を受けようとも、常にそれに即応できるように身構えているわけですから、たとえ何かに注意が引きつけられても、それに集中するわけにはいきません。

視線回避、注意転導、集中困難などの行動特徴の背景には、関係欲求をめぐるアンビヴァレンスゆえに常に安心感のない心的状態が働いているのだ、ということを常に念頭に置く必要があります。

解説

力動感 vitality affects

Stern（1985）が用いたことでよく知られるようになった概念ですが、筆者がこれまで原初的知覚、未分化な知覚、原初の知覚などと称してきたものです。

私たち人間の五感にみられる知覚特性として、遠位覚である視覚、聴覚が高度に分化し、近位覚である味覚、嗅覚、触覚は退化していることはよく知られています。人間のコミュニケーション様式は高度に分化した視聴覚によって支えられています。

しかし、自閉症をはじめとした発達障碍の子どもたちは、いまだことばによるコミュニケーションを十分に持つことが困難であるために、情動や身体を通したコミュニケーションに強く依存しています。そのような状態にあっては、未分化な知覚様態である原初的知覚、すなわち力動感や相貌的知覚（Werner, 1948）が大切な役割を果たしているのです。

力動感や相貌的知覚の最大の特徴は、多様な刺激、すなわち一見すると視覚刺激、聴覚刺激、味覚刺激、嗅覚刺激、触覚刺激などと捉えがちなものであっても、それらすべての刺激に共通した刺激のもつ強弱や大小の動きの変化やリズムなどを鋭敏に知覚していることです。「とげとげしい話し方」、「黄色い声」などの譬えを私たちが理解できるのは、この原初的知覚が今でも私たちの知覚の基盤に根付いて機能しているからなのです。

この知覚の特徴として最も重要なことは、主体の気持ちの在り方によって知覚の在り方そのものも強く影響を受けることです。けっして知覚現象だから中立的、客観的なものだとみなすことはできません。知覚過程、情動過程、運動過程が不可分に共時的に機能しているという特徴を持っているのです。解説「ヴォーカル・マーカー vocal marker」（五八頁）を参照のこと。

第三回

A男は入室するなり、クルクルスロープを扱い始める。ひとり黙々とそれに没頭しているように見えるが、楽しくてやっているというよりもそれをやることで彼なりに何とか落ち着きを取り戻しているように感じられる。

そのためか、母親がその後まもなく「あ、A男ちゃん、パンチングドールがあるよ」と声をかけると、A男はすぐにパンチングドールの方に行って自分から並べ、遠慮がちに叩き始める。前回の終了間際に、やっと伸び伸びとパンチングドールを使って遊び始めたことが記憶にあり、それをやりたかったのであろう。

しかし、前回のTHのようにパンチングドールを支えて遊びをうまく展開してくれる人がいない。そのため上手にパンチングドールを蹴って転がすことができない。

ひとりで何度かやっているとそばで見ていた父親がやってきてA男の足を手にとってパンチングドールを足で蹴る動作をさせる。嫌そうな反応は見せないが、すぐにその場を離れてしまい、他の所に移動してしまう。父親はA男の反応を見て、「自分が相手をしようとすると、いつもあんなふうに逃げてしまうんですよ」と寂しそうに話す。

自分のペースに巻き込もうとする父親の関わり

父親はA男に遊びを誘う時、父親の思い通りにA男を動かそうとしています。そのため父親が関わり合おうとすると、A男はすっとさりげなく回避的な反応を示しています。父親はパンチングドールをぎこちなく蹴っているA男に対して、近づいてA男の足を手に取り、正しい蹴り方を教えようとしたのです。

自分のペースにA男を強引に誘い込んだことがA男の回避行動を誘発したことを父親に説明する

と父親はそのことに気づきますが、すぐに修正することは難しく、同じようなことが再び起こっています。

やりたくても実行に移せない

前回のセッションの終わり頃になって初めて、パンチングドールに向かって全身を使ってパンチングをするなど、元気よく遊ぶようになっていました。今回も同じようにやりたがるのではと予測していましたが、入室するなりクルクルスロープを扱い始めています。しかし、楽しそうにしている様子は感じられず、そうせざるをえないかのようにみえます。その後もしばらくセッションの前半は、必ずお決まりの遊びが続きます。儀式的行動といってよいものです。

母親が促したことでやっとやりたかったことを行動に移すことができています。この段階では自分から思うように行動することは、A男はとても難しかったのでしょう。

解説

儀式的行動

私たちの日常生活には毎日同じような行動を繰り返していることがいかに多いか、振り返ってみると改めて気付かされます。朝起きるとトイレに行き、そのあと冷蔵庫の中の冷水を飲む。カーテンを開けて外気を吸う。洗面所で顔を洗い、歯を磨く。……このような行動はその都度さほど意識することもなく、習慣化されています。これらの行動がいつものように行われていると、こころは落ち着きますが、もし何かの事情でひとつでも欠けると、しばらくはなんとなく落ち着かない気持ちになるものです。時にはその日一日気分がすっきりしないということにもなりかねません。

このように私たちの日常生活での習慣化された行動は、精神の安定に不可欠なものとなっています。さまざまな文化圏で特有な儀式が行われますが、それらも人間関係や社会の安定に不可欠なものとなっています。

A男がセッションの初めに必ず包丁を使って野菜を切ったり、クルクルスロープで繰り返し遊ぶのは、私たちにとっての習慣化された行動や儀式的行動の原型ともいえるものです。A男はこのような遊びを繰り返すことでまずは気持ちを整え自分なりに落ち着き、その後やっと人と関わったり、他の遊びをする気持ちになれるのでしょう。

その後の経過の中で、次第にA男はこのような儀式的行動をとらなくなりますが、それには母親とのあいだでアタッチメント関係が育まれ、安心感が生まれたからに他なりません。その意味でこのような繰り返し行動を外から修正しようとしたり、禁止しようとすることがいかに反治療的な働きかけか、よく理解できるでしょう。

十五分ほどで面接は終わり、筆者が両親に一緒にA男と遊びましょうか、と誘う。A男はそれまでTHと一緒に過ごしていたが、ふたりともほとんど何も話すことなく、黙々とA男だけが野菜切りをしていて、やや緊張した雰囲気を醸し出していた。

母親は一緒に遊ぶように勧められたので、張り切ってA男の方に近づいていく。母親の接近にすぐに気づいたA男は母親の方に振り向きながら「ママ、（包丁で野菜を切ることが）デキタ！」と誇らしそうに言う。母親はそれを受けて即座に「待ってました！」と言いながら、ふたりの中に入っていき、A男の遊びにつき合い始める。

まもなく父親はひとりで大きなブロックを重ねて家を作り始めた。野菜切りしているA男に父親は遠くから「A男、おうちつくるか？」と誘う。そばにいた母親も父親に合わせるようにして、A男に「パパが何かやっているよ！」と誘っている。

するとすぐにA男は母親の誘いに反応し、父親の方に接近する。しかし、父親に近づきながらも時折母親の方をチラチラ見ながら、後ろ髪を引かれるような様子である。それでもA男はそのまま父親とふたりで遊び始める。自分もブロックを見つけてブロックの家に登るための足場を作り、家の上にひとりで登る。すぐに飛び降りるが、楽しそうには見えない。気乗りしないのか、まもなく再び野菜切りをしていた場所に戻ってしまう。

A男が家作りにさほど興味を示さなかったため、つぎに父親はブロックを縦に並べ、ドミノ倒しを思いつく。母親と一緒に楽しそうに野菜切りをしているA男に向かって「A男、A男、A男、いくぞ、ほら」と、唐突に声をかけて誘い、A男が見ている中で、父親がブロックを倒してみせる。

するとすぐにA男は大声で「ママ！　ヒロッテ！」と怒りを込めて訴えるように叫ぶ。再び「ヒロッテ!」「ヒロッテ‼」と地団駄を踏むように両足をバタバタさせながら絶叫する。

母親は「ママじゃないよね（パパだよね）」とA男に諭すように語りかけている。

「ママ！　ヒロッテ！」

この時のA男の発した「ママ！　ヒロッテ！」は何を意味していたのでしょうか。

この時すぐ母親に尋ねたところ、父親に「パパはやったらだめ、ぼくにやらせて」と言いたかったのではないかと母親は感じたそうです。

自分でブロックを倒したい、だからパパがしてはいけない。でも自分ひとりではできない、だからママが倒れたブロックを拾って！と要求したかったのでしょう。その後のA男の行動を見ると、自分ひとりでやりたかったことがわかります。

しかし、なぜA男はこのような間接的（つまりは婉曲的ともいえる）表現を取ったのでしょうか。この時点では父親に直接自分の気持ちを訴えることはできなかったのです。その後の経過の中で、次第にA男はしっかり自分の気持ちを押し出すことができるようになっていったことからも、この時期のA男の気持ちがこの屈折した表現に示されているといっていいでしょう。

A男は包丁を手に持って先程からやっていた遊びに戻ろうとしているが、気になるのか再び父親の方を見て近づき、自分から倒れたブロックを立て直して自分で倒そうとしているが、うまくできない。父親が手助けをしてブロックを立ててやると、遠慮気味にまたそのブロックを倒す。自分ひとりでやりたい、しかし、それがうまくできない。そのためもうひとつ気分は盛り上がらない。

野菜切りをやっていたと思ったら、おもむろにA男は滑り台の方に近づき、それに登って、鏡に映る自分の姿をのぞき込むようにして見ている。それを見た母親は、A男が鏡を見ながら滑り台を駆け足で降りていくのに合わせて、遠くから「見えた、見えた、見えた……見えない」とA男の動きに合わせて声を発している。A男の駆け下りる様に呼応した母親の掛け声でA男は楽しかったのか、その後数回同じ事を繰り返し、母親もA男の動きに合わせて同じようにうれしそうな声を出している。

A男がカブを包丁で切っているのを見て、父親が「いち、に、さん、……ご」と子どもの動きに合わせて数えながら声をかけている。

ぎこちない声かけ――ヴォーカル・マーカーになっていない

両親ともA男の動きに合わせてことばをかけるようになってきましたが、この時の両親のことばかけはともにヴォーカル・マーカーになっていません。ことばを教えようとして語りかけているような印象を受けます。発達促進的な意味合いの強い働きかけといってよいでしょう。

本来のヴォーカル・マーカーであれば、もっと情動の発露としての自然な表現になったでしょうが、母親はいまだ十分にはA男の動きに沿った関与が困難だったのでしょう。少し離れたところから母親はA男の動きを観察するという構えになってしまっています。そのために母親のここでの表現が「見えた、見えた、見えた……」などという形で示されていると思われます。

父親もこれまでこのようにA男の遊び相手をしたことは少なかったのでしょう。そんな父親のぎこちなさが「いち、に、さん、……」のような掛け声によく現れています。どうしてもことばを教えようとするような掛け声になってしまっています。

解説

ヴォーカル・マーカー vocal marker

ヴォーカル・マーカーは、子どもが現在行っていることに相手である親が間髪を入れずに抑揚のある声をかけることによって、子どもが今行っていることに注釈を加える言語行動をさし、親のこうした行為は、対象物を前に子どもが夢中になって経験しているその面白い一瞬を際立たせる働きをし、親子のコミュニケーション維持と促進において重要な役割を果たしています〈Newson, 1978〉。子どもの遊びの動きに合わせた掛け声などがそれに当たりますが、ここで重要な役割を果たしている知覚様態こそ原初的知覚様態の特徴を示しています。

遊びの中で子どもの情動は強い興奮を引き起こし、それが身体に如実に反映していきますが、その際、彼らはそうした身体の動きそのものを全身で知覚しています。まさに〈運動―知覚―情動〉体験そのものを物語っています。とりわけここでの体験様式を理解する上で手がかりとなるのが力動感（五〇頁参照）といわれる独特な知覚様態の働きです。

たとえば、滑り台を滑り降りる子どもと、そばで一緒に付き合っている養育者は子どもの動きに合わせて思わず「それー、シュー」などと勢いよく声を発するでしょう。滑り台を滑る子どもの動きが醸し出す力動感と、その動きに合わせて養育者が発する声の醸し出す力動感のあいだに、相同的なゲシュタルト性（力動性）を見て取ることができますが、このように身体で感じる知覚体験と、声という音声の知覚（聴覚）体験の間で、共通のゲシュタルト性を持つ知覚体験が生まれています。一見異なった性質をもつ知覚体験のあいだを繋ぐものとしての力動感の果たしている役割の重要性をここに見て取ることができましょう。

介入と助言

ここにみられた両親の掛け声を取り上げて、どうしてこのようになるか話し合いました。このような掛け声になるのは、どこかに子どもに何か教えなくてはという気持ちが反映しているのではないかということです。そんな気持から解放されることの大切さを説明しました。

両親と率直に話し合い、互いに納得できると、場の緊張は和み、ゆったりとした雰囲気になっていきます。すると、A男は伸び伸びと動き回るようになっていきます。

再び包丁遊びに戻り、両親に挟まれながらままごと遊びをしている。母親が皿を差し出し、A男の切った野菜を「ちょうだい」と催促。A男がすぐに母親に差し出すと、今度は父親が同じように要求。

A男は父親にはすぐに差し出そうとしない。父親は何度も催促。それでもやろうとしない。A男は気移りしてそばにあったゴジラを手に取り、思わず「コワイ」と少し感情のこもった言い方をする。そこで父親がゴジラの口に指を持っていって、「痛い、痛い」とおどけた調子で言う。母親もそれに合わせてゴジラが食べる様を「ぱくぱく、ぱくぱく」と言っている。両親は何とか楽しい雰囲気を作ろうと懸命である。

このようにA男の動きに母親はとても同調して熱心に掛け声を出すが、A男が稀にふと感情のこもったことばを発しているのに比して、母親は熱心すぎて、母親のことばだけがその場で浮いてしまっている感が強い。

母子の情動のずれ

A男はいまだ気分が盛り上がらず、抑え気味であるにもかかわらず、母親はA男に一所懸命合わせようとするあまり、気持ちが高ぶり、多弁になってしまいます。A男の情動の動きと母親のそれとがあまりにも違いすぎて、同調していないのです。すると、母親はなんとかA男に合わせようとするあまり、ますます掛け声は強くなっていきます。そんな負の循環が起こりやすい状態です。

介入と助言

父親は自分のさせたい遊びに誘い込もうとする傾向が強いことを取り上げました。母親もA男の中にどのように入ってやったらよいか、まだ困惑が強く、少し距離をとってA男の動きを眺める傾向が強いことも取り上げて一緒に話し合いました。両親ともによく理解し、納得できたようでした。

そろそろ時間がきたので、筆者が終わろうかとみんなに声をかける。父親がA男に「A男、帰ろうか?」と何度も促すと、「イヤ！　イヤ！」と強い口調で自己主張するようになる。そのあと、A男の気分を転換させてやろうと、突然父親がブロックの陰に隠れて、かくれんぼうを始める。父親が「A男！」と呼んだら、A男はきょろきょろして心細そうにしながら父親を探し、「パパ、ドコイッタ?」と言う。そんなA男の様子を見て、母親はかわいさを実感している。

この時のA男の発語は比較的自然なものを感じさせたが、父親の誘いに過度に合わせて行動している印象が強い。

両親に対するアンビヴァレントな態度

A男の両親に対する態度を見ていると、単に回避的態度ばかりとっているかというとそうではありません。両親、特に母親に頼りたい、相手をしてもらいたいという関係欲求がセッションの中で頻繁に顔を出すのですが、すぐに引っ込んでしまいます。それは単にA男自身の特徴だと断定することはできません。

両親は熱心に遊びに誘い込もうとしていろいろと工夫しているのはよくわかりますが、そのような親の一方的な思いにA男は引き込まれてしまう危険性を感じさせます。

父親の誘いにすぐに乗ってしまう

今回のセッションで印象的であったのは、父親の誘いかけに対するA男の反応です。A男は自分のやりたい遊びに没頭するということが困難で、何かをしていてもそれに集中できているわけではありません。何かの力によって動かされている印象がいまだ強い。そのことを裏付けるように、父親があまり脈絡のない形で唐突に遊びに誘っているにもかかわらず、何ら抵抗なく父親の誘いに動かされるようにして引き込まれていきます。そこでA男は楽しそうにしているわけではありません。そのため遊びは長続きせず、もとの遊びに戻ってしまいます。その結果、葛藤が次第に強まっていきます。それが極度に強まると、突然激しい口調で一見意味のわかりにくい表現で独り言を発するのです。

A男自身が能動的（主体的）に行動することが難しいことがもっとも重要な課題であることが次第に浮かび上がってきました。

母親を頼ることの両義性

不安が強く、心細いA男にとって、未知の状況はさらに不安を駆り立てるため、母親の醸し出す力動感が彼の行動の判断の手がかりとなっています。そのことがこのような親の一方的な働きかけにいとも簡単に誘い込まれる大きな要因となっているのではないでしょうか。ここに母親参照の両義的な側面を見て取ることができます。

　このような動きを予防するためには、A男自身の主体性をしっかりと育んでいくことが大切であることを痛感させられます。

解説

母親参照 maternal referencing（Emde & Sorce, 1983）

　ある未知の対象、とりわけ不安を引き起こしやすいような対象に遭遇すると、乳児は自分でどうしたらよいか困惑し、盛んに母親の表情や言動を見るようになります。それに対して母親が大丈夫だよと肯定的な表情や言動を送れば、乳児は安心してその対象に接近します。しかし、母親が駄目よ、危ないよなどと否定的な表情を送れば、乳児はその対象から回避します。このように自分ではできない判断のよりどころを母親に求めるのですが、その時乳児は単に母親の表情のみを見るのでは無く、母親の醸し出す力動感が乳児に共振し、対象とその力動感が一体となって体験されるのでしょう。このような乳児の行動を母親参照といいます。生後六カ月頃から盛んに認められるようになります。母親参照が繰り広げられているのが、まさに情動的コミュニケーションの世界だといっていいでしょう。

　この母親参照が可能になるためには母子間の情動調律が良好であることが不可欠になります。

子どもは母親参照を通して、未知の世界を探索することが可能になっていきます。したがって、母子間で情動的コミュニケーションがうまく展開されない事態が生じると、子どもは常に未知の恐怖に満ちた世界に晒されることになります。

このように幼い子どもは未知の状況に置かれると、親に全面的に依存しなければなりません。このことは、見方を変えれば子どもは親の意のままに動かされるということでもあるのです。親は（自分では意識していなくても）自分の願う方へと子どもをコントロールし、結果的に子どもを操ることにもなりかねません。母親参照には乳児に安心感をもたらすという肯定的な側面があるのですが、その一方でこのような危険性をも孕んでいることを忘れてはいけません。両義的側面があると述べた理由はここにあります。

第四回　四歳一カ月

母親の報告によれば、この一カ月随分と良い経過だという。母親の方に顔を向けて一緒に寝てくれるようになったことをうれしそうに話してくれる。

A男は目を輝かせて入室。

包丁を手にしてさっそく、野菜切りを始める。母親はそんなA男の姿を見て、「家庭でも同じようなことをしていたんですよ。好きなんですかね」とうれしそうに語る。その後、前回遊んでいたミニチュアハウスのガソリンスタンドがないことに気づいて、驚いたように「ガソリンスタンドがないですね」と言う。その時、A男はクルクルスロープに関心が移っていた。しかし、母親がすぐに見つけてガソリンスタンドを使って遊び始めると、A男も引き込まれるようにして母親と一緒に遊び始めている。

まもなく筆者が部屋の中に入ってきて、母親と話し始める。しばらく両者の話が続くと、A男はいかにも面白くなさそうにして、それまでやっていた野菜切りを止めて、マットの上にごろんと横になった。そしておもむろに母親の方に足を伸ばしてきた。自分の相手をしてほしいのだろうか、どことなく母親に甘えたそうにしている。

しかし、母親はA男の足をつかまえて、「この子はこれが好きなんですよ」と言いながら、A男の足の裏を手で押さえ、「つぼマッサージ」を始めた。母親はA男が好きだからというが、この時A男はうれしそうではない。A男は甘えたかったのであって、何か一緒にしたかったのではなかろう。しかし、母親はそれに気づかず、一所懸命にA男に刺激を与えて喜ばせようとしている。

その後もしばらく母親と筆者が話し続けていると、A男はごろごろしながら面白くなさそうに野菜切りをしている。母親はそばにあったトーマスの機関車のボタンを押して動かしてみる。しかし、A男はビニールトンネルの中に入っていった。それを見た母親はすぐさま相手をし始め、機関車を自分で取って走らせ、A男の興味を引こうとするが、A男はビニールトンネルの中でごろごろ横になって、あまり興味なさそうに、動いている機関車を眺めている。

ビニールテントの中に入っているA男に、今度は母親の方から盛んにボールをA男に上からかけ始める。なんとかA男の興味を誘って一緒に遊ばせようとしている。すると、A男は母親に合わせて時折顔に笑みを浮かべて応えているが、母親に無理に合わせて付き合っているようで嬉々とした反応は見せない。それでもしばらく母親がそのような関わりを続けていると、次第にA男もうれしそうな反応を見せるようになる。母親がA男にボールを投げると、A男もボールを取って母親に向かって投げてはいるが、弱々しくて気が乗らない様子である。

A男は見るからに甘えたそうであるが、母親は懸命になって遊びに誘い込もうとしている。

A男の母親参照行動と母親の過剰な情動調律

まだまだ弱々しいけれども、今までに比べるとA男は随分と自分を出せるようになり、何をやるにしても母親に確認を求めるようになっています。何かをすると得意気にして母親に確認を求めてきますし、母親参照行動もとても目立つようになっています。

しかし、まだ母親は過剰な情動調律が目立ち、A男の動きに過剰に反応してしまうため、A男にとっては先取りされた体験になりやすいのでしょう。このような体験は、自分がなくなる不安を引き起こしてしまう危険性があります。

頭の中が真っ白に――母親の気持ちに大きな揺れ

今回のセッションで筆者に指摘されたことで母親は頭の中が真っ白になったことを日記に綴っています。今まで自分で信じてやってきたことに疑問が生まれ、自分の中の存在基盤が揺れてきたのでしょう。これまでの自信がぐらつき、どうしてよいか困惑が強まっています。

介入と助言

これまでよかれと思ってやってきたA男への関わりをかえてゆこうと努力している母親ですが、頭では理解したつもりでも実際には容易に変わってゆくものではありません。そんな時の母親の不安や焦燥感をしっかりと受け止めることが、この時期とても大切になりました。

母親は当時を思い起こして次のような感想を手記で述べています。この手記はA男が小学四年生になった頃に改めて書いてもらったものです。

母親の手記から

MIUでの最初の出会い

A男四歳の冬、「自閉症です」と先生に宣告されてからの私は必死だった。初めはどうにか皆に追いつくにはどうしたらよいのだろうとしか考えなかったように思う。「毎週来られますか?」と言われ、A男に対して何かの治療があるなら何とかしたいという思いで

「はい」と返事をしたことを覚えている。

MIUでA男と私とで「自由に遊んでください」と言われるが、何かをしようとする気力がないA男と一つのことで遊ぶとか、一緒に何かをするということができなかったため、どうしていいか分からず、おもちゃ箱からおもちゃを取り出しては「これはどう?」、「じゃあ、これは?」、「滑り台やってみよう!」と私から誘うことがほとんどだったように思う。一緒に遊んでいても次から次へと遊びが変わり、何をしたいのか分からず、ぎくしゃくしていた。

普通この年頃(四歳)の子どもたちは、姉がそうだったように、大人を巻き込んで遊びたがるのに、A男は一人で遊ぶことの方が多く、私が話しかけたり誘ったりすると、たちまちスッとどこかに行ってしまう。

たとえば、絵本を見ていて私が「これはライオンだね~。キリンさんが……」と言い出すと、A男はどんどん次のページをめくり、「はいおしまい!」と言わんばかりに本を閉じ、ピョンピョン跳ねながら行ってしまったり、私が歌を歌っていると、「アー!」と大声で「歌わないで!」という感じで怒り、私の口を塞ぐ。だからますますどう接していいか分からず、一人で遊ぶA男をただそばで見ているしかなかった。

MIUでよく指摘されたのは、私のよけいなことばかけの多さと先回りする行動だった。

たとえば、クルクルスロープで遊び出したA男は次から次へと赤い車、青い車を上から落とし、見入っている。そばで見ている私は「あー赤だね、次は青だね」と無意識に口から出ていた。静かだから何かしゃべらなきゃ!という思いと、色を覚えてくれたら……という思いから話しかけていた。するとA男はふっとその場からいなくなる。その時は何がいけなかったか分からず、悲しくなって寂しさから、また次の遊びを誘ってみる。するとまったく二人はかみ合わなかった。

そんな時小林先生は「お母さん！　たとえば二重奏で高音と低音でうたを歌っているとします。きれいなハーモニーになるには、お互いの声をしっかり確かめ、よく聞き、ほどよいところで声を出すとすばらしく響き合いますね」と言ってくれた。

初めの頃、先生が言ってくださることが理解できなかった。A男を何とかしてくれる「治療」と思っていたが、ほとんど私のA男への接し方（言い方）への注意だった。

この時期、正直言って辛かった。何をどうしたらいいか分からなかったから……。帰りの車の中、主人と話しながら隣で眠るA男の寝顔を見ては泣いたことを思い出す。

この頃一度だけ、朝起きてA男に（寝室の）カーテンを開けさせたことがあった。何日か経って何気なく私がカーテンを開けると真っ赤な顔で怒り、拳骨で思いっきり叩いてきた。

普通では怒らないことで怒り出すことが多かったので、こちらのストレスも大変なものだった。辛かった。一度機嫌が悪くなって怒り出すと、それがずっと続き、長いときは一日たっぷりかかってしまうこともあった。

それでも時々見せるA男の笑顔見たさに毎日過ごしていたように思う。

外で転んで擦りむいた傷を自分の手で押さえ、じっと堪えて我慢していたA男。

一緒に寝ていても向き合って寝てくれず、必ず私に背中を向けて左足だけ私の足に絡み付けて寝ていた。私から寄り添っていないと不安になって、いつもA男をギューと抱きしめたり、ほっぺにチューして「A男、大好きだよ」って言っていないと心細かった。A男から甘えてきてほしかった。

第五回

最初父親と一緒に入室。ちょっと父親にもたれかかって甘えていたが、すぐに活動的になり、いつもの遊びはほどほどにして、すぐにブロックを使って積み重ね始める。積極的で、伸び伸びと動き回りながら、ブロックを持ち上げ、思わず掛け声を出している。まだ多少遠慮がちな声ではあるが、うれしそうである。次々にいつも使っている玩具を扱いながら、いろいろとつぶやいている。緊張をあまり感じさせないうれしそうな声である。

まもなく病院窓口での支払いを済ませた母親が入室。すると、包丁遊びが始まる。両親ともにいつもよりも静かで、A男を見守っている姿勢が強く感じられる。

A男の動きに沿った声をかけて、A男の動きを盛り上げようとする姿勢が感じられ、これまでのように両親の存在によってA男の影が薄くなるということはなくなっている。

A男が前景に、両親は後景に

両親ともにとても控えめでA男の動きを最優先して対応しています。A男が前景に浮かび上がり、両親は後景に退いています。それがいまだ不自然でぎこちなく、やや緊張した雰囲気は残っていますが、A男にとってはこれまでになく自分を安心して表現することができるようになってきたようで、自然な形の自発語がよく聞かれます。

いらついた行動はみられず、母親も力みがありません。おだやかな雰囲気に終始しています。前半、A男はややおとなしく、男の子らしい活発な動きはみられません。どこか遠慮がちな感じがしますが、次第に勢いも出てきて、終わり頃にはいつもの遊びを元気よく、声を出しながら楽しんでいます。

クルクルスロープでクルマを転がしながらA男はいつもにも増してよく声を出しながら興じている。「アレ！」など、A男の気持ちが声になってよく出ている。それに合わせて母親は鈴落としを始める。A男がやっている遊びの動きに合わせて、鈴が落ちると「落ちた」などと母親は声を添えている。これまでに比べると、声の強さも控え目で、A男の様子をじっと見つめている。A男は鈴おとしを自分ひとりであれこれと扱いながら、さかさにしては鈴をうまく落としていく。要領がよい。

母親と父親に挟まれて鈴落としを続けているが、母親の方を向いてやっている。まもなく、自然な感じで母親の膝の上に乗る。うまくできなくなってくると、鈴落としを上下に激しく振り始め、イライラした声を出し始める。それに合わせて「いらいらしちゃうね、Aちゃん」と母親は穏やかに言っている。A男は腹立ちまぎれに鈴落としを股に挟んで叩いている。

気が納まったのか、手に持ちながらシーソーに乗る。それに合わせて母親はそばに近づき、シーソーをゆったりとしたリズムで揺らしている。気持ちよさそうに乗りながら、A男は鈴落としを続けている。揺られながら上手に鈴落としをして、うまく鈴が落ちると、「オチタ」と声を発している。A男が鈴落としを上手にできるように、母親は加減しながらシーソーを揺らし、うまく鈴を落とすと、A男もうれしそうに反応。

思うように鈴をうまく落とせなくなると、いらいらしたように鈴落としを振りながら自分の頭に打ちつけ、「ドコカナ!」と意味不明で単調なことばを発している。

母親がシーソーをそろそろやめようとして、斜めのままじっと止めていると、「イヤダ!」と強い調子でA男は言う。それで母親は再びシーソーを揺らし始める。まるで、母親が子どもをおんぶしながらあやして寝かしつけるようにゆったりとした雰囲気が生まれている。そばで父親も見守るようにして眺めている。

母親も一緒になって鈴が落ちやすいように揺らし方を工夫している。まるで母子のあいだで心地よいゆらぎが生まれている雰囲気である。

良好な情動調律

母親はA男の動きにうまく合わせて応じています。そのため、場全体の空気がひとつになって心地よい雰囲気をかもし出しています。一緒にいた筆者もとても心地良い気持ちです。

時折、苛立って立腹するA男に対して、あやすように母親は接しています。そのため、A男のいらいらした気持ちはエスカレートすることなく、いつの間にか穏やかなものになっていきます。

Ａ男も飽きてきたのだろう。突然「スベリダイ（滑り台）！」とはっきり聞こえる声で自己主張する。

両親が筆者と一緒に話していると、玩具箱でお気に入りの野菜を見つけ、「ア！」「チョット見テヨ、コレ」と聞き取りやすい声で、私たちに注意を引きつけるように言い始める。

母親はずっとＡ男のそばにいるように努めている。そのため、Ａ男の動きにそった母親のことばかけはヴォーカル・マーカーらしくなり、場が自然に盛り上がるようになっている。

本来のヴォーカル・マーカーの出現

第三回では、まるでことばを教えるような声かけで、本来のヴォーカル・マーカーにはほど遠いものでしたが、この回では、情動調律が良好になり、ごく自然な形で本来の心地よいヴォーカル・マーカーが見られるようになっています。

情動的コミュニケーション世界での深まりを感じさせます。

滑り台で少し遊んだ後、ブロックの上に登り始める。最初は何をしたいのか判然とせず、Ａ男も恐る恐る高く積み上がっているブロックの上を移動しているが、このセッションの初めに積み上げていた「おうち」をさらに高く積み上げたいことが分かってくる。Ａ男が何かを探している様子なので、母親が気を利かしてひとつのブロックを差し出してやると、「チガウ！」とはっきり主張する。母親は思わず「ごめん」。

しばらく自分ひとりで積み上げようとするが、手が届かない。それを見ていた母親がブロックを足の踏み場にするために置いてやると、それは嫌がらず、その上に登ってひとつブロックを積み上げることに成功する。さらにもうひとつ積み上げようとするが、足場が低くて届かない。すると、母親に向かって「ママ！」とまたブロックを足場に積み上げるように要求する。こうして母親の助けによって高い高い「おうち」が完成。みんなで拍手。

A男の表情にはまだはっきりとした喜びは感じ取れないが、「すごいね、A男がやったんだよね」と母親は心底うれしそうにA男を褒めると、A男も自分が作ったんだとでも言いたそうに、「ボク！　ボク！」と得意そうにする。

両親が「高い、高い」と言いながら、おうちの高さを父親の背丈と比較して強調していると、それを見たA男もブロックの上に立ち上がって、父親がやったようにおうちと背比べをする。

その後すぐに、高く積み上がった「おうち」を恐る恐る押して倒れるのを見ている。そして大声を出して頭を数度叩き、登っているブロックも叩く。しかし、それはパニックの時の頭叩きとは異なり、快い興奮によって誘発されたのであろう。

情動が未分化であるため、快の情動興奮が自傷を誘発する

情動が快・不快にかかわらず、興奮すると、「頭叩き」が誘発されています。

本来であれば、このような行動は不快な情動興奮に限って起こりやすいものですが、このような現象は、いまだＡ男の快／不快の情動が未分化であることを示しているのでしょう。

「おうち」の後、ボールテントでごろごろしていると、父親が気を利かしてブロックで橋を造ってやる。すると、Ａ男はそれに興味を示し、ひとりでその上に乗って渡り始める。何度かそれをやっていたが、両親とも筆者と話しに夢中になっていた際に、足を滑らせて転げ落ちてしまう。われわれはびっくりしたが、Ａ男は泣きもせず、驚きも見せず、再び橋に乗って渡り始める。ひとりでなんでもやろうとして強がっているようにも見える。

まだＡ男は痛みや心細さなどをストレートに表現しない。

過度に自立的な振る舞い

ブロックから転げ落ちた時、Ａ男は痛みを感じていたと思われるのですが、まったく痛みを訴えることはありません。夢中になって遊んでいる時には痛みを感じないこともありますが、どうもそのような場合とは違うようです。痛みを訴える、痛みを和らげてもらう、という関係欲求がこの時には高まっていません。過度に自立的に振る舞っているように見えます。親に頼りたくても頼れないというアンビヴァレンスがまだ強く働いていることをここにも見て取ることができるでしょう。

両親の面接の間、Ａ男はひとりで黙々とブロックを積み上げて「おうち」を作っている。そろそろ終わりの時間が近づいたので、父親が「A男、そろそろ帰ろう」と呼びかけると、即座にA男は「イヤダ！」と力強く言い返している。

その後、少し自分で再び高く積み上げた頃、筆者が「そろそろ終わろうか」と促す。片づけを両親が誘うと、自分でも片づけをやり始める。「イヤダ！　イヤダ！」と大声で言いながらも片づけ続けている。大きなブロックまでひとりで持ち上げて片づけようとしている。

それでもそれまでのおとなしい感じの遊びでは物足りなかったのであろう。パンチングドールを前回やったように横に並べて拳骨で叩いたり、滑り台を滑ったり、とTHを相手に遊び始める。明らかにそれまでの遊びでは物足りなかったことをうかがわせるもので、以前やったことのある遊びを思う存分一通りやると、自分から片づけて、両親と一緒に帰ることができる。

第六回

A男は喜々として父親と入室。さっそく机の上にあった野菜を手に取り、まな板の上で包丁を使って切り始める。このようにしていつもの遊びを始めるが、以前に比べると、それをせずにはおれないという印象は薄らいでいる。両親に見守られながら、しばらく（十数分）同じ遊びを続けている。前回と同様、両親はA男の動きに合わせるように、そばで静かに座っている。途中で、少し滑り台の方に行ってみるが、すぐにもとの野菜切りに戻る。A男はこのような遊びをセッションの前半ずっと続けている。

しばらくすると、ままごと遊びに発展。フライパンを使って料理を始める。それを見て父親も同じように皿に食べ物を盛って食べ始める。すると即座にＡ男は大声で「イヤー！」「イヤ！」と言って、止めて欲しいと主張する。自分の遊びに父親が勝手に入ってくることに対して、激しい拒否の反応。しかし、拒否の自己主張はしても、それ以上に情動は興奮することなく、落ち着いて遊んでいる。パニックには発展しない。

父親は退屈したのか、今度は少し離れてパンチングドールを扱い始める。パンチングドールを横に三つ並べる。それを見てすぐにＡ男は近寄って、再び「イヤーーーー！」と声を張り上げて、父親に触るなと強く主張し、自分ですべてを取り仕切ろうとする。父親はＡ男の自己主張にすぐに応じて、イヤなんだねと納得して引き下がる。

その後まもなく、大きなボールを転がし始める。最初何をするかわからなかったが、すぐにパンチングドールを横に並べて、ボールを転がし「ボーリング遊び」をやりたかったことがわかる。Ａ男のそんな遊び方を見て、母親もＴＨも一緒になって驚き、「ボーリングだ。上手！　上手！」と感激しながら雰囲気を盛り上げていく。

Ａ男も周囲の反応に乗り始め、何度も「ボーリング遊び」に興じる。

最初は表情にも全身の動きにもさほど快の興奮を感じさせなかったが、繰り返していくうちにボールを投げ始め、周囲の大人も思わずその仕草を見て、上手、上手を連発して興奮してくる。すると、Ａ男はボールを転がした後に、得意気にポーズまで取り始める。

今度はパンチングドールをポールに見立てて、フープを投げ始める。うまく入らないと、A男は「オシイ（惜しい）！」とまで言っている。A男を取り囲むようにしてつきあっている大人三人はA男の工夫した遊びに驚きながら感激して見ている。

A男がパンチングドールを平行に三つ並べていたのを見て、父親は三つを三角形に並べてボーリングのピンの形にしてやろうとする。すると、すぐにA男は嫌がって元のように並べ直す。

すべてのフープを使って輪投げをやり終え、パンチングドールにたくさんのフープが入っている様を見て、母親が「きれい、A男ちゃん」と感激して喜びの声を発すると、A男も得意気になってうれしそうにその場で飛び跳ねている。みんなが一緒になってA男の遊びに興じ、大人が盛り上げたり、褒めていると、A男は全身で喜びを表すようになっている。

前半はずっと息詰まるような雰囲気が続いていたが、ボーリング遊びから雰囲気も和らいで、いろいろな動きが生まれてきている。満足したのか、ボーリング遊びを終えると、再び野菜切りを始める。静から動へ、そして再び、動から静へと推移していく感じである。

野菜切りをしているA男に母親は突然両腕で輪を作り、ボールを投げるように誘う。A男はすぐにそれに応じてボールを投げ始める。（母親は前日自宅でA男が要求したボール遊びを思い出して、それをやろうと誘ったのである）。ＴＨがボールを拾って手伝おうとすると、A男は甘えた小さな声で「ママ」と言う。ママと一緒にやりたいとの自己主張である。ママが自分のことを一番分かってくれている。だからママと一緒にやりたいという気持ちがとてもよく表れている。

次はブロックを使って何かを作ろうと思案中。母親は「何が始まるのかな?」と言いながら見守り、Ａ男がブロックを抱えて下ろす時に母親が「よいしょ」とヴォーカル・マーカーをタイミング良く発している。

やはりここでもひとりで積み重ねて何かを作り始める。見ていて、何を作りたいのかはっきりしないが、自分でいろいろと考えて試しているように見える。ひとりではできず、ＴＨが手助けをしてやっと橋が出来上がる。その上に乗って渡り始める。

そろそろ終わろうと筆者が促すと、即座にＡ男は「イヤダ!」と力強く、とても自然に自己主張している。その後少し相手をしてもらうことで満足したのか、片づけを一緒にやり始める。少し未練があるのか、クルクルスロープをやっていたが、帰るよと促されると素直に帰る。

Ａ男の自己主張が強まる

支援開始時には、Ａ男はまったく自分を押し出すことができませんでしたが、ここでははっきりと自己主張しています。その背景には、Ａ男の自己主張を受け止めることができるようになった両親の役割を忘れることはできません。

何をやりたいのか、見ていてわかりやすくなっているのは、Ａ男自身の意図がより明確になっているからなのでしょう。

野菜切りは安定剤の役割

「ボーリング」遊びをやるまで三十分ほどずっと飽きることなく包丁を使って野菜を切っていたようにみえますが、父親の動きに対する反応を見ると、本当はパンチングドールを使って思い切りのびのびと遊びたかったのではないかと思えるのです。

しかし、大人三人に囲まれ緊張した雰囲気の中では、A男はずっと包丁を使って野菜切りをせずにはいられなかったのでしょう。A男はしばらく野菜切りをやって気持ちを落ち着かせることで、初めて次の行動に移っていくことができています。

いつもやっている儀式的行動が、A男にとっては安定剤のような役割を果たしているからなのでしょう。

自己主張を受け止めることとしつけとの狭間

自己主張がはっきりしてきたことを母親も肯定的に受け止めていますが、どう対応してよいやら、戸惑いも隠せない様子です。A男は自分の思い通りにならないとかんしゃくを起こします。たとえば、ごはんが熱かったので母親がうちわであおいでやると、A男はいやがりかんしゃくを起こして物を投げつけようとします。母親はしつけないといけないという思いから，つい叱ってしまうといいます。それがいけないだろうかと母親は困惑しています。

他にもたとえば，傘をさそうとする時，A男は骨のところをつかんでしまい，うまく開けないので，やり方を教えて見せようとするとひどくかんしゃくを起こします。料理でだしを入れるのを見て興味を覚え，やりたがるのでやらせると，次から自分がやりたくて，家に帰るとすぐに母親の料理をしているところにやってきてやらせてほしいと要求します。親の都合ですでに料理を始めてしまっていると，ひどくかんしゃくを起こします。

A男の気持ちをまるごと受け止めてやりたいけど，そうすることによってわがままになりはしないか，その狭間で母親の葛藤が強まっています。

母子ともにアンビヴァレンスが強まる

その一方で母親に甘える行動がとても増えてきたともいいます。夜寝るときなど母親の首にまとわりついてキスまでしようとするそうです。母親はこのことをとても喜んでいます。

この日のセッションのVTRFBで母親は次のような感想を述べています。

今日のA男はいつもと違い，うれしそうに見える！　最近やっとA男の行動についていけるようになってきた気がします。今A男がどんな気持ちなのか、何をしたいのか、わかってきた気がします。もっともっとA男から甘えたいという気持ちがストレートに出るように、がんばろうと思っています。

このように母親はA男が自己主張できるようになることを願っているのですが、いざA男の自己主張がどんどん強くなっていくと、うれしい半面、このままわがままがひどくなったらどうなるかという不安が起こり、しつけもしなくてはいけないという板挟みの心境になっています。母子ともどもアンビヴァレンスが強まっているのです。

介入と助言

自己主張の両義的な側面を解説しながら、まずは自分の気持ちをしっかりと分かってもらえるという体験が大事で、その満足と安心感が生まれたら、親を取り入れようとする同一化の働きが強まってくるので、今は安心して子どもの不安を受け止めることに専念することが大切であることを説明しました。

第九回

次回予定日は風邪で熱発したため休んだ。二週間ぶりの来所。

母親に看病してもらい甘えが強まっている。母親自身のことば遣いも方言が混じるようになり、子どもに語りかける口調も柔らかくなっている。話し方も弾んでいて、A男のことを語る時の母親はうれしそうである。

両親との面接が長く続いたが、A男はずっと両親のそばで大人しくＴＨと一緒に遊んでいる。野菜切り、ボール乗り、と続けたが、どことなく物足りなさそうにしている。

十五分ほど経過した頃、我慢できなくなったのか、車輪付きの鉄琴を引き回しながら、強く打ち鳴らし、母親と筆者の面接を遮るように近づいてくる。それでも二人の面接の邪魔をするようなことまではしない。

その後、ブロックの方に行って、ブロックを床に一直線に並べ始める。その上を一人で渡り始めるが、ＴＨがそばで肩を貸すと、自分から手を出して支えてもらう。どんどん並べて滑り台まで届いた。すると、ブロックの通路を渡って滑り台に到着。滑り台に登って滑って満足そう。これがA男のねらいだったことがわかる。この遊びはA男自身が考え出した遊び。

この遊びをA男はいたく気に入ったようで、いろいろと工夫してブロックをさらに重ねて繋ぎ合わせている。A男の様子を見て、父親がより大きな橋を造ってやると、その上に登って渡り始める。父親はどんどん橋を長く伸ばし、A男はその都度その上を一人で渡って悦に入っている。それが証拠に、時に足を小刻みにリズミカルに進めている。うれしそうな声まで出るようになる。父親が遊びをより楽しいものに展開していることによって、A男は興奮して遊んでいる。A男は自分の気に入った長さや形の橋をつくりたそうで、両親に作るように指示している。両親は一緒になって橋作り。親子三人がとてもいい雰囲気の中でひとつになって遊んでいる。A男の動きはさらに活発になって、積極的で、何をしようとしているのか、はっきりしてくる。一人で遊んでいた時とは明らかに異なり、わかりやすい。

次に父親が橋に滑り台をくっつけ、それに樽まで並べている。A男に渡るように勧めると、A男は少し逡巡しながら進み始める。滑り台はすんなり滑ったが、樽の前で立ち止まる。父親が勧めると、「イヤ!」とはっきり言うが（樽の中に潜るようなことはもともと怖くてしたがらなかった）、A男はそれでも自分から中をのぞき、ついにはその中に入って反対側から出てくる。その後、うれしそうにぴょんぴょん小躍りしている。

これで勇気が出たのか、自分で樽を立てて、ブロックを足場にして樽に登り始める。そしてその中に入ってしまう。自分で這い上がろうとするが、うまく出られない。すると、母親に「タスケテ」と助けを求める。みんなに励まされながら、出たり入ったりを繰り返す。元気そうに力強くやっているのが印象的である。ひとりで樽から出てきたのを見て、父親が「すごい」と褒めて抱き上げる。するとさらにA男は続けて出入りする。

満足して終わると、最後に必ず包丁遊びをやって、締めくくり。片づけも手伝いながら、いつもの玩具を扱って終わり。A男が先にドアのノブに手を当てて、早くかえりたそう。母親に近づいて抱っこされて甘えている。

Ａ男は両親と一緒にドアを開けて帰るが，最後にさよならと手を振る仕草は普通の掌をこちらに向けてのバイバイである。「バイバイ」とＡ男の方からごく自然な言い方でお別れ。

自発性，能動性の開花

自発的な動きがさらに強まり，どんどん遊びが広がり始めています。ブロックを使って遊ぶことが増えて，Ａ男自身が明らかにあるイメージを浮かべながら作ろうとしている様子がわかります。そのため，両親もＴＨも付き合いやすくなって，Ａ男の動きに沿った対応が自然に生まれています。流れも自然な感じで，楽しそうな雰囲気が伝わってきます。

安心感が生まれると，行動も大胆になる

これまで怖がっていた樽の中にも入って遊び出しています。自分でもうれしかったのか，樽を抜け出して思わず万歳の仕草をしています。玩具箱の扱い方も以前のような恐る恐るといった感じがなくなり，思い切りのよい動きになっています。その一方では母親に最後には抱っこされて甘えるようになっています。活発な動きとともに母親への自然な甘えもみられるようになりました。

父親がA男の遊びの世界を広げてくれる

最初は戸惑っていた父親ですが、次第にA男との遊びにも同調できるようになっています。すると、父親はいろいろと自ら工夫して遊びを展開するようになっています。A男もじっと注目し、自分の遊びの世界が父親のいることによって、どんどん広がっていくことを実感し、気分も高揚しています。

母親がA男の気持ちをしっかりと受け止め、保護するという役割を担っているとすれば、父親はA男が外に向かって心の世界を広げていく手助けを担っています。

父親がずっとセッションに一緒に参加していることの意味は非常に大きいといえましょう。

充足感が自然な身振りや発語を促進する

アンビヴァレンスの強い状態が次第に緩和され、自発的な活動が優位になっていくにつれ、充足感も強まっています。すると、A男の中に自発的な動きが次々に生まれ、身振りや発語も驚くほど自然な形で出現するようになっています。

アンビヴァレンスの緩和によってもたらされる情動の開放がいかに重要であるかを教えてくれます。

以上、およそ三カ月半の経過を述べてきましたが、母子関係の変化はA男の話しことばの発達にも興味深い変化を起こしています。母親の手記から引用してみましょう。

母親の手記から

A男と「ホウチョウ」

MIUに通い始めて二カ月が経った冬。

毎週金曜日はMIUの日、土日は園がお休みということで、月曜日になると園に行くことを嫌がることが多くなった。制服を見せただけで大泣きをして「ホウチョウ（包丁）！　ホウチョウ！」と言うようになった。

その頃、A男はMIUで色々な形の野菜のおもちゃをスパン！　スパン！と次々に包丁で切る遊びを気に入ってやっていたことを思い出した。A男の場合、包丁そのもののことではなく、その時私と過ごしたMIUでの時間、空間全体のことを意味しているんだなぁと感じ取れた。

「A男ちゃん、今日は病院行かないよ」と話すと、「ホウチョウ！」。「保育園行こうか」と言うと、「ホウチョウー！」と、大泣きをして抵抗する。そんな時は園を休ませた。

私が家の夕食の支度で里芋を洗っていると、A男が隣に来てじーっと見ている。次の芋をまな板の上に一つポンと置いてくれた。「ありがとう。お手伝いしてくれるのー！」と私が褒めると、真顔でまた次の里芋の出番を待って次から次へ……。その頃から私が夕食の支度をしていると、出し汁を入れたり、皮をむいたりとお手伝いしてくれた。

ある日私が食事の支度をパッパッとやっているところを見たA男は「アー！　ヤダー！」と叫びながら怒り出した。やらせてくれなかった―という感じで。

これにかぎらず、こちらに時間と余裕がある時はA男にゆっくり付き合うことができるけれど、生活していく中でできないこともあり、そんなとき決まってA男は苛立ち、怒り出す。響き合ってしまう。

そんな話を小林先生に伝えると、「好きな人がいると、その人の真似をしたくなるものです」と言ってくれた。小さい頃から私を頼ってくれず、お出かけをしても手を振り払って突っ走り、いつも私が見逃さないようハラハラしながらA男を目で追いかけていたことを思い出すと、先生の「好きな人」ということばにジーンとしてうれしくなった。

月曜日になると、朝食後の私の「さぁ、行こうか！」に、「イヤ！　イヤ、ホウチョウ！」と言いながらズボンに片足を入れて支度をするという行動をとっていた。

自分は行きたくない……、でもお母さんは行こうって言っているし……、自分はこうしたいのに……。『行ってほしい』という私の期待が分かりすぎて混乱する。イヤが言えた。けれど体は着替えている。そして右手をグーにして自分のあごをガンガン叩き出す。

当時はこういうA男の健気な思いを分かってあげられず、結局私の言うことを聞いた、ということがまだまだあったように思う。

風邪で三十九度の熱、扁桃腺は真っ赤。だるそうで体はぐったり。熱が出ている時でも座りながら「ホウチョウ〜ホウチョウ〜」と何度も言っていた。体調が悪いと「ママ！　ママ！」が多くて、いつもより甘えてくるし、この時の「ホウチョウ〜」が心細そうに頼ってくるような言い方なのに気がついた。

「ホウチョウ」ということばに色々な意味があり、その時の表情、口調でA男が何を私に言いたいのか分かるようになってきた。

当時のA男はこちらの言っていることは理解できているようだったが、オウム返しが多く、ことばでのコミュニケーションはほとんどできなかった。

あるお天気がいい日、公園で一日たっぷり私と一緒に遊んだ帰り、家の車庫に車を入れていると、チャイルドシートに座っているA男がニコニコ顔で「ホウチョウ〜♪」と言ってきた。

その言い方が「あ〜楽しかった」と私には聞こえたから、「そうね〜本当楽しかったね。また行こうね」と自然に返すと、とてもうれしそうにピョンピョン跳ねながらお家に入って行った。A男の楽しかった〜という思いが私に伝わり、A男はママが分かってくれた、通じた、と喜びを体いっぱいで表現してくれた。

この頃から嫌なことははっきりイヤ！と、少しずつ自分の感情、気持ちをことばで表現してくれるまでになってきた。

象徴的、隠喩的な「ホウチョウ」

A男の言う「ホウチョウ」には、MIUで彼が気に入ったままごと遊びの際に、必ず野菜を包丁で切って楽しんでいたことが象徴的に表現されています。隠喩的ともいっていいでしょう。MIUで包丁を使って楽しんだ時の体験の再現の欲求がこのような表現に示されています。両親と一緒にここで過ごすことの心地よさもその背景に感じられます。

A男がこの包丁遊びをセッションの前半必ずといっていいほど繰り返していたのは、このような思いが働いていたからなのでしょう。安定剤としての役割を果たしていたことがよくわかります（解説「儀式的行動」五三頁参照）。

未分化で多義的なことば

本来、ことばは情動水準と象徴水準、つまりは情動と字義の両義性を有しています。私たち大人のコミュニケーション世界では字義的な側面が前面に出やすく、情動的な側面は日頃気づきにくいところがあります。

しかし、ことばが出始めた段階では、字義としてのことばは未分化で、このように一見すると同じことばばかり用いられることがよく見られます。しかし、各々表現形は同じように見えても、用いる文脈とA男自身のその時の気持ちはまったく異なっています。その原初の形は乳児の泣き声です。ことばで表わせば単に同じような泣き声としか言いようはないのですが、泣き声を発する際の乳児の情動のありようはその都度異なっているものです。そんな乳児の泣き声を養育者が聞き分けているのは、その情動の動きを感じ取っているからなのでしょう。このように話しことばの原初の形は、情動優位な性質を持っているのです。

情動調律と情動的コミュニケーション

ことばの両義性は自閉症の子どもたちと私たちとのコミュニケーションをある意味で混乱させる要因ともなっていますが、私たちはこのような発達段階にある子どもたちとのコミュニケーションにおいては、情動面のウエイトがとても重くなっていることを肝に銘じる必要があります。

これまでの経過を振り返ると、まずもって母子間の情動調律が良好になることを目指すことが大切であることがわかります。そのことによって初めて情動水準のコミュニケーションが改善し、両者の関係が修復されていくことが示されています。

第十回　四歳四カ月

入室するなり、いつもの包丁遊びを始めるが、今回は数分も経たないうちにやめてしまう。

父親がボールを取り上げてテントの中に投げ入れるので、Ａ男も同じように始めるが、長続きしない。すぐに他の遊びに移る。パンチングドールめがけて遠慮がちにパンチを数発打つが、ＴＨがそばで盛り立てて一緒にやり始めると、すぐにやめて、小さなパンチングドールのほうに行って嵐のように打ちまくる。どうも自分の遊びに父親やＴＨが入ってくるのが嫌な様子である。

Ａ男が再び包丁遊びに興じていると、父親がこれまでのようにブロックを使って、黙々と橋を組み立てている。まもなく包丁遊びをやめて滑り台のそばに行き、それとなく父親が作っている橋のところに行く。他人がやっていることに興味を持っても、直線的にそちらの方に駆け寄っていくことは難しいのか、ワンクッション挟んで移動している印象が強い。

それでも、この数回父親と一緒に思い切り遊ぶことができて、随分と楽しかったのであろう、Ａ男は自分でもやりたそうに父親のやっているのを眺めている。

以前であれば、父親が手を出すとそれに対してあからさまに拒否的な態度をとっていたが、今では自分のやれないことを父親がやってくれて、遊びが広がっていくのがうれしいのであろう。期待を込めた目で父親が橋を作っている様子を眺めている。そして自分の思いと違っていると、それは違うというように仕草で父親の動きを制止して、自分のやってほしいことを要求している。父親とのやりとりが随分円滑になってきた。そんな父子のやりとりを母親はそばで見守って、時折Ａ男の動きに合わせて穏やかな調子で適度な声かけを行っている。

Ａ男は父親が作ってくれた橋に登って渡ろうとするが、怖いのか腰を引きながらこわごわ歩を進めている。その時ＴＨがそばに寄って手を差し出すと、Ａ男も自然にＴＨの手に触れて、支えてもらいながら、無事橋を渡り終えて飛び降りる。

儀式的行動の減少

セッションが始まると、しばらくの間、A男は必ず包丁遊びをやっていました。包丁遊びはA男にとって母親と一緒に楽しく過ごすことを象徴している遊びです。この遊びをやることでA男の気持ちは落ち着きを取り戻しています。安心感を得るための儀式的行動です。それが次第に必要でなくなってきたことがうかがわれます。

抵抗なくＴＨの援助を受け入れる

以前であれば、明らかに心細くて自分ではできないように見える状況にあっても、自分ひとりでやり通そうとするところがありました。しかし、このセッションでは、心細い、助けて欲しいという思いに駆られた時に、自然に助けを求められるようになっています。そのためか、以前であれば出現していた顎を手で叩く葛藤行動が見られなくなっています。

母親はA男の動きを見ていると、何をしようとしているのか、ほぼ分かるようになってきたという。落ち着いた感じで相手をしているのがよくわかる。A男は両親と筆者が三人でA男の話をしているのがわかるからか、むずがったりすることもなく、時に遊びに両親の関心をひきつけようとすることもなく、ひとりでなんとなく遊んでいる。ＴＨを特に求めることもない。

Ａ男がパンチングドールのそばに行ってボールを転がしている。母親はすぐに相手をしてボールを一緒に転がし始める。パンチングドールがあるので、母親は以前やった遊びのように「Ａ男、ボーリングだぞ」と言いながらパンチングドールめがけてボールを転がして倒そうとする。するとＡ男もボールを取って同じようにやり始める。何度かパンチングドールにボールを当てても倒れないので、ついに自分でボールを使わず、直接拳骨で勢いよくパンチの嵐。苛立ってかんしゃくを起こしているのではなく、拳骨でのパンチを楽しそうにやっているのが印象的。穏やかに遊びは流れていく。Ａ男の動きに同調しながら母親はＡ男の遊びを盛り上げ、時に広がりをもたらすような役割も果たしている。

最後まで自然な流れの中でＡ男と両親が一緒に遊ぶことができたためか、セッションの終わりの十分ほど前には帰りたそうな仕草を見せ始め、両親が片づけ始めると、一緒になって片づけ、ひとり先にドアのノブを手にして、早く帰りたいという意思表示をしているほどである。

満足すると自発的に帰る

第五回頃までは終わりに時間になっても（というよりも終わりの時間が近づくと）、Ａ男はなかなか遊びに区切りをつけることができませんでした。遊びに満足感が得られなかったからですが、それはＡ男のアンビヴァレンスが強く働いていて、両親とＡ男が一緒に向き合って関わり合うことが難しかったからです。でもこのセッションではアンビヴァレンスがかなり緩和されたからか、親子一緒に遊んで満足し、自発的に帰り支度をしています。いかにアンビヴァレンスの問題が子どもの自発性を阻害している大きな要因かを教えられます。

A男の自発的な動きが前景に出てくるようになって、他の大人の動きは自ずからA男に同調しやすくなってきた。そのため両親の働きかけもA男の動きとともに自然な感じになっている。遊びは回を重ねる毎に広がりを見せている。MIUの部屋をいっぱいに使って大きな玩具で親子一緒に遊んでいる。大人三人の動きも、時に母親が、時に父親が、時にTHが前面に出てA男の相手をしていて自然な流れで遊びが展開している。

ただ、全体を通して気になるのは、母親がA男のやることを見て、うれしいあまりに過剰なほどに褒めていることである。

過度に賞賛をあおる

全体としてはかなりいい感じになってきたのですが、気になるのは、母親があまりにもA男の行動を「上手」「すごい」などと過度に褒めるところです。それはA男にその行動をするようにさらに誘い込むことになりかねません。A男はそこで自分の思いよりも母親の思いに引き寄せられ、結果的に誘い込まれてしまうように感じられます。

このような母親のA男への関わりには、A男の行動を評価的な目で見ていることも関係しているのでしょう。

このセッションについて母親は日記に次のように記しています。

帰り際に先生に指摘された。

あまり「いい子」ねとか褒めすぎるのもよくない、なんでも○○すぎに気をつけましょう。いいことだけに子どもが応えようとしてしまうから……

この言葉は私に大いに当てはまる言葉なのでもっともだと思いました。

私は結構、白黒はっきりして！と決めつけてしまうタイプなので、気をつけなきゃと思いました。

大人のペースに巻き込まれることの危険性

以前、小林（二〇〇〇）が取り上げた事例翔太では、大人が遊びの雰囲気を自分たちのペースで盛り上げようとするあまり、翔太は自分がなくなる不安でも起こるのか、自閉的（回避的）な反応をみせていました。しかし、ここでのA男は自分の主張をしっかりと言えるようになっていることもあって、さほどにその危険性は強くないように感じました。父親の遊びの展開に好奇心が駆り立てられている様子を見ていると、さらにその感を強くします。

第十一回

Ａ男はこれまでになく、自己主張が旺盛になってきた。はっきりとした口調で、両親に自分の意向を伝えている。そのためコミュニケーションもとりやすくなる。その一方で、自己主張が強くなってきたため、両親はどのように対応してよいか困惑する場面も見られ、特に母親の困惑が強まっている。

入室するとさっそく野菜を探し始める。見つけにくそうにしていると、母親が手助けをする。Ａ男は素直にそれを受け入れ、一緒になって野菜を探す。やっと見つかると、父親がくっつけてくれる。それに自分のもっているものをくっつけている。父親が手助けすることに対しても、いやがることはない。しかしなぜか今日はあまり楽しそうではない。何がしたいのかはっきりと要求することもない。数分経過すると、突然ブロックの方に行ってしまう。それを見て母親はすぐにそばに行ってＡ男のやることを一所懸命見ながら手助けしようと張り切っている。

ブロックの上に登って飛び降りそうにしているので、母親が前に立って受け止めようとするが、Ａ男はどうもそれを期待していない。それでも母親はＡ男の動きに合わせて左右に動きながら受け止めようとしている。ついにＡ男は「イヤダ！」とはっきり言う。それを聞いたＴＨがボールテントを持ってくると、どうもそれがねらいだったらしく、それを目がけて飛び降りる。

前回、ボールテントの中でボールと戯れていたことの続きなのかと思いきや、そうではなくて細長いブロックを斜めにして滑り台を作り滑り始める。その後、高く登って飛び降りようとするので、ＴＨが床にマットを敷いてボールテントをその上に置くと、Ａ男は「チガウ！」とはっきり指さして言う。どうもテントを取り除いてくれということらしい。言うとおりにすると、マットの上に勢いよく飛び降りて、次にマットを並べ変え始める。どうしたいのか最初は分からず見ていると、細長く一列に並べ始める。さらにもう一枚マットを取ってこようとするので、母親が手伝ってやる。さらにトランポリンも並べる。A男はブロックから飛び降りて、マットの上を走り、トランポリンの上に乗り、ジャンプして、最後に滑り台を滑って終わる。

A男はジャングルジムなどによく出かけていたので、障害物リレーのような遊びをやりたかったことが分かってきた。

具体的に何をしたいか、言葉では要求しないために、最初、大人は戸惑いつつも、A男のやっていることを手伝っているうちにA男が何をしたいのかが次第に分かってくる。そうした遊びの協同作業が生まれ始める。

数回勢いよく走って楽しむと、つぎに樽の方に行って、前回と同じく樽の中に入ったり出たりする。樽の中にボールが入っていたので、THに「トッテ」とはっきり聞こえる声で要求する。何をしてほしいのかはっきりしている時には、このように言葉で要求するまでになっている。

樽の中に入って自力ではい上がり、その縁に登って立ち上がり、「コワ（怖い）」と小声でつぶやきながらも、手助けを求めることなくひとりで、自分から飛び降りていく。生き生きとした動きが続いている。

その後も樽の中に入ろうと、ボールを持ってきて、その上に乗り、樽の上に登る。ひとりで飛び降りようとするので、母親が危ないから支えてやろうとするが、「イヤダ！」と拒否。自分ひとりで樽の中に飛び降りるが、両腕を樽の縁に当てる。それでもA男は痛がらない。両親は痛かったでしょうと、腕をさすってやる。

樽の中に入り、その縁に登り、鏡に映る自分の姿を眺める。そばに母親がついていてくれることも手伝って、彼にとっては至福の瞬間である。

どうもA男は樽の上からひとりで飛び降りるというスリルが楽しいのであろう、なんどもそれをやろうとしている。うれしくなったのか鼻歌を歌い始める。母親も思わず一緒になってA男の声よりも明瞭で大きな声で歌い始めた。すると即座に、A男は「イヤダ！（お母さんは歌ったらイヤだ）」と強い調子で母親を制止する。「いやなのね、じゃA男歌って」と母親はゆったりと応じている。

能動性、主体性の開花

A男の能動性、主体性が開花しつつあります。自己愛の満足感が顕著に認められ、自分のそんな姿を眺めて悦に入っています。鼻歌まで出ていますが、それに合わせて母親が歌おうとすると即座に制しています。依存心が強かったそれまでとは異なり、自立心が高まっていることをうかがわせます。自分の世界が広がっていくことの心地よさを感じているのでしょう。

母親の過剰な情動調律、巻き込まれまいとするA男

母親はいまだ過剰な情動調律のため、子どもよりも母親の方が前景に出やすい傾向が残っています。A男は母親の調律に引き込まれて自分が消えてしまう不安を起こすのでしょう。だから自分のやろうとしていることに母親が入っていこうとすると、拒否しています。母親のペースに巻き込まれまいとする彼なりの抵抗なのでしょう。

第十二回　四歳六カ月

家業が忙しかったために、一カ月半ぶりのセッション。

非常に活発に動き始める。さっそくマットを自分で取って床に敷き、前回行ったように並べ、その上を走り始める。ブロックの上からマットに飛び降り、走って樽の方に行き、その中に入る。再び同じことを繰り返す。自分でどんどん積極的に動いている。

A男の動きがとても読みとりやすくなったためであろうか、大人は気持ちが高揚して、ついことばを発することが多くなる。動きもことばも同時に多くなる。すると、大人の存在がより強まり、A男の存在感が薄まってしまう印象を受ける。

両親は筆者と話をしている間、ずっとTHがついて動き回っている。自分の思い通りに遊ぼうとするA男に、THも気を遣うことなく、つき合っている。

しかし、動き回っている最中に、ブロックの上で突然、掌を自分の顔のほうに向けてひとりつぶや

き始める。

　鉄琴を叩いている時にも思わず左掌を自分の方に向けているが、すぐに手を下ろす。その後も同じような仕草をやろうとして中途で終わっている。

葛藤行動の再現

　ここに認められた一見すると奇異な行動は初回のＳＳＰで母子分離の際に見られた行動と同じです。Ａ男はかなりのびのびと行動するようになっていますが、時に親の方が前面に出てしまい、Ａ男の存在感を薄くしています。一カ月半のブランクが関係しているのでしょう。Ａ男の葛藤は再び強まっています。


　Ａ男の動きに同調したことばかけをせねばという思いが強いのか、今日は母親の語りかけが非常に目立つ。母親はＡ男の動きに即応するようにつぎつぎにことばをかけ、Ａ男の行動がそのことばに乗っかってしまうようにみえる。

　Ａ男がパンチングドールにパンチして倒すと、母親はすぐにそれを立て直し、Ａ男がパンチしやすいように目の前に立ててやる。Ａ男は数回パンチしていたが、ついに母親に「イヤダ！」とはっきり言うようになる。ＴＨが他のパンチングドールを使ってＡ男を誘うとそちらに行く。自分でパンチを繰り返し、ＴＨが立て直そうとしても「イヤダ！」と主張。

Ａ男は大人が過剰に手助けをしていることに敏感に反応し、拒否しているのであろう。

介入と助言

前半の三十分近く両親と話している間、ずっとＡ男はＴＨと一緒に黙々と遊んでいます。両親に何かをせがむということはありません。

両親には、Ａ男の主体性を大切にするためにはＡ男に自然な形で語りかけることが大切であることを説明しました。

母親からは、Ａ男のあまりに強い自己主張がこのままずっと続いていくのではないかという不安が語られました。

自分の領分に侵入されることに対する過敏な反応

この時期のＡ男は、自己主張がはっきりしたことによって、どんどん自分の世界を創ろうとしています。それに対して、両親が自分の世界を侵すような接近をすると、強い調子で拒絶的反応を示しています。侵入されることに非常に過敏になっていることがわかります。

親としての欲が出る

Ａ男が少しずついろいろなことをするようになり、ことばを少し自分で話すようになると、両親はもっと話せるようにという欲がでてきます。それがA男に対する「させる」働きかけとなりやすいのです。

少しセッションの間隔が空くと、その傾向が顕著になっています。親としては子どもに教えたくなって、親の意向で子どもを動かそうとしやすいのです。このような親の姿勢に対して、A男は拒絶することで必死になって自分の世界を守っているのでしょう。

ＴＨに手を取ってもらってボール乗り。するとA男は「イヤダ！」と言うので自分でやりたいのかと思っていると、父親がＴＨと交代すると満足。筆者がボールを支えていると、A男は「イヤダ！」と再び言ってくる。筆者が戸惑っていると、母親がすっとそばに寄ってきて、ボールを支えてやる。すると、A男は満足そうに何も言わずにうれしそうな笑顔を見せる。両親と一緒に遊びたい気持ちがはっきり出ている。

終わりになって、片づけを促されると、「イヤダ！」と抵抗を示すが、さほど強い拒否ではない。名残惜しそうに包丁遊びを最後までやっている。今回もすんなりと終わる。

第十三回

A男はより一層自発的、積極的になっている。遊びも積極的である。

いつもの包丁遊びをせず、すぐに樽の方に行って、「パパ！」と父親を呼ぶ。父親はうれしそうにA男に近づき、「俺を呼んだのはどうしてかな」と母親に尋ねている。A男は樽の中に入っては出る遊びを始める。前回と同じ遊びである。

つぎに素早く動いてマットを自分で引っ張り移動し始める。明らかに前回のように縦に並べてリトミックリレーをしようとしている。父親がそれを見て樽を移動してマットの上に置こうとすると、A男はそれを見てすぐさま「パパ、イヤダ！　ダメ！」「コッチ！」と人差し指で置いてほしい場所を父親に示している。その口ぶりは自信に満ちて少々偉そうにみえるほどである。

マットを並べてさっそく走り始めるが、樽の置かれている位置が違っているのか、樽にもたれかかっている父親に向かってはっきりと「イヤダ！　パパ、イヤダ！」と言う。どこに置いてやったらいいのか父親が逡巡していると、自分で動かそうとする。それを見て母親が「いつものところね」とA男の思いを口にしながら手伝って、A男の思い通りの場所に置く。A男は満足してさっそく、ブロックの上からボールテントめがけて飛び降りる。テントの中に入ると「ハイッチャッタ（入った）」と言う。自分のやったことに呼応するようにことばが出るようになっている。

ボールテント、マット、トランポリン、樽と並べて、その上を走っていく。ラリーを楽しんでいる様子だが、それはこの数回のセッションを通して家族の協力の中でA男が作り上げた世界であり、それをここで再現している。思い通りにやることとの満足感があるのであろう。

まもなく母親がパンチングドールを並べてパンチする。樽から出てきたＡ男がそれを見て、「イヤダ！」とすぐさま母親を制する。自分の世界に他の人が勝手に入ってきていじるのを許せない。父親だけでなく、母親に対しても強く自己主張している。

Ａ男が並べられたブロックの上を飛び跳ねながら移動していると、母親は「ピョン、ピョン」とヴォーカル・マーカーを盛んに発している。やや過剰な感じが否めない。

Ａ男は活発に生き生きと動き回っている。それに合わせてそばで密着するようにしてＡ男の一挙手一投足に同調して盛り上げようと、盛んにヴォーカル・マーカーを発している。時折母親の方が先取り的に声を出して高揚しているほどである。そして母親はＡ男の行動ひとつひとつに過剰に反応して褒めている。

親の世界に誘い込まれることを拒否

Ａ男は自分でつくった遊びの流れの中で、自由に遊んでいるにもかかわらず、母親はパンチングドールを突然並べて自分の遊びに誘っています。Ａ男はそんな母親の誘いに引き込まれることを拒否して「イヤダ！」と自己主張しています。

母親はＡ男に対して主導的になりがちで、自分のペースに誘い込もうとしてしまいます。

過度に褒めA男を誘い込む

母親はA男のかわいい行動をつい過剰に褒めて、お利口さんと言うのですが、それがあまりにも強すぎて、A男はそれに誘われやすくなってしまい、結果的に母親の意向に動かされてしまうということになりがちです。すると、親の顔色を見ながら動くようになってしまいます。母親参照（六三頁参照）にはそのような両義的側面があることがここによく示されています。

A男は母親に誘い込まれて、自分がなくなる不安から逃避するために、拒否的態度をとりつつも、誘いに乗って、つい行動せざるを得なくなり、そのために葛藤が強まり、困惑してしまう危険性が高まります。

A男が「イヤダ！」を独り言のように連発しているのは恐らくそのような意味からなのでしょう。A男の独語様発語は葛藤の表れとして理解することができるでしょう。自分の思いを相手に直接的に表現することはA男にとってそれほど大変なことなのです。A男の主体性を育むための支援がいかに根気のいるものか改めて教えられます。

介入と助言

母親のどうしても先取り的関与になりやすいことを取り上げると、母親はそのことに気づいていました。そして次のようなことが語られました。

どうしてもそうなってしまう。物事を白黒はっきりつけてみてしまう。自分の両親にそのような傾向がとても強い。特に自分の母親の影響を強く受けてきたように思う。結婚してからも嫁家で苦労している。周囲の目をとても気にしながら生活している。だから、いつも他人の目や評価を気にしながら行動してしまいやすい。ここは治療の場なので、どうしても何かをしなければという思いに駆られやすい。これまでA男は何をしたいのか言わないことが多かったので、どうしてやったらよいか自分たちも分からなかった。だから何もしないでただ見ていればよいのか、それとも何かをやってあげなければならないのか、考えてしまう。どうしてもA男の行動について白黒はっきりつけて見てしまい、良い行動をしむけようとしてしまう、というのです。

ここで初めて母親は、自分が育てられた体験が、今の子どもに対する関わりとどこかでつながっていることに気づくようになりました。

第十四回

母親にA男としっかり向き合ってもらうために、父親に席をはずしてもらった。同伴してきた姉は父親と一緒に他の場所で過ごす。

母親とA男の二人での初めてのセッション。

かなり意識しているのか、母親はじっとA男の様子を見ながら極力口や手を出さないように心がけている。そのため全体の雰囲気はさほど盛り上がらず、静かであるが、A男は伸び伸び、どんどん思いつくままに遊びは展開している。

前回から最初に必ずやっていた包丁遊びをやらなくなった。

しばらくして思い出したように包丁遊びをし始めてもすぐにやめて他の遊びに移っている。数回前からやり始めた玩具を扱う。さらにはマットを自分の思い通りに並べようと、母親にマットを指さして「ママ、コレ、チョット（これを動かして、ここにやって）」と指示。母親も「はいよ、どうする、どっち」などと応えながらA男の言う通りにやってやる。いつものようなラリーでの移動が始まる。動きも活発である。

安定剤としての常同的遊びがあまり必要ではなくなる

A男はこれまでセッションの前半には、必ずと言っていいほど包丁遊びをやっていました。それをある程度やることによって、初めてこころの安定を取り戻すことができるのでしょう。

しかし、このセッションではそれが必要ではなくなったようです。A男の心の安定がかなり確かなものになったことをうかがわせる変化です。

まもなくブロックの上に登り始める。「ノボル（登る）」などと言いながらひとり黙々と動いている。高いところに登ったら飛び降りられるように、母親が下で待ち受けている。A男は恐る恐る飛び降り、母親に抱きかかえてもらうが、A男の腕は伸びたまま、母親に抱きつこうとはしない。母親もぎこちなくA男を抱えるが、うまくできず、両脇を支える感じになってしまう。するとA男はすぐに「(自分ひとりで) ノボル」と言って母親の腕から降りたがる。

ブロックを抱えながら、興奮して楽しそうにしているが、ふと見るとブロックで顎を打ちつけている。わずか数秒間であるが、以前の自傷行為に似た行動である。

母子双方のぎこちない身体の動き

ここでの母子のやりとりを見ていると、双方とも身体の動きにぎこちなさが感じられます。A男は母親に自分の身体を委ねることにいまだためらいがあるのでしょう。心底安心して母親に身体を預けられないのです。そんなA男の動きに、母親は懸命になって応じようとしていますが、母親もA男をしっかりと受け止めることができていません。そのため、A男に再び葛藤行動が出現しています。

身体と身体のコミュニケーション――間身体性の問題

母親の受け止め方が下手だからA男に葛藤行動が誘発されたのだと短絡的に判断してはいけません。ここで大切なことは、A男の身体と母親の身体が互いにうまく呼応し合っていないという視点を持つことです。身体と身体相互の関係の問題として捉えることが重要なのです。私たちの身体や情動は相互に響き合い、呼応し合うような機能を有しています。間身体性、間情動性といわれてきたものです。

A男と母親の関係においては、相手のぎこちない反応によって、他方の反応も必然的にぎこちなくなってしまうのです。互いが負の影響を及ぼし合い、結果的に、両者間に負の循環が生まれやすくなるのです。

身体の動きを通して当事者の気持ちを感じ取る

情動的コミュニケーションの世界とは、このような身体を介したコミュニケーションとしてその内実が表に現れるものなのです。よって、関係発達臨床においては、常に（母子のみならず、自分と子ども、あるいは自分と母親など）相互の身体の動きに着目していくことがとても大切になります。そこで把握された身体の動きが当事者の情動、つまりは気持ちの動きをも反映しているからです。そのような身体の動きを通して相手の気持ちが私たち自身の身体や情動に共振して伝わってくるのです。

全体的に母親は控えめで、A男は伸び伸びと動き回り、THが母親に代わってA男の相手をして、盛んにA男の動きについていく。A男がやりたいことをTHも一緒にやろうとすると、「イヤダ」と強く主張。それでも執拗に続けていると、A男はイライラし始め、「イヤダ！ イヤダー!!」と次第に激しい口調で言い続け、ついにTHも引いてしまう。以前のように自分から途中で引いてしまい、葛藤的になり、自傷、パニックに至ることはない。ここではTHの過剰な関与が目立っている。

A男はまんざらTHと一緒に遊ぶのも悪くないのか、THがトンネルの中をもぐると、口では「イヤダ」と言いながらも、すぐあとから同じようにもぐって通り抜ける。自分でTHに要求して自然な感じで一緒に遊ぶ場面が見られるようになっている。

母親は筆者と真剣に話し合っているが、それを聞きながらA男はTHと一緒に遊んでいる。遊びに集中している印象である。

介入と助言

母親のA男への過剰ともみえる関わりをみていると、主体性のなさを感じさせます。その点を母親に指摘して取り上げてみました。

母親はA男にとても神経を使って相手をしているといいます。なぜか自信がもてないともいいます。周囲の雑音が、子どもの就学についての圧力となり、母親も子どもをなんとか早く自立させたいという思いが強くなっているようです。周囲の人たちの目が気になるそうです。大家族の中での気苦労も大きいのでしょう。そんな母親の苦労話を聞きました。

第十六回　四歳七カ月

セッション開始後まもなく、ブロックに乗ったA男を見ると、母親はすぐに近づいてA男をブロックの上に立たせて自分の方に飛び込んでくるように誘う。A男が飛び込んでくると、母親はしっかり抱きしめて、A男もうれしそう。

その後もブロックを使って自分で何かを作ろうとしている。そばで見ている両親やTHがなんとか手助けをしようと懸命にかかわっているが、盛んに「イヤダ！」を連発しながらひとりで遊ぼうとしている。しばらく見ていると、直方体のブロックを二つ両手で持って動き回り始める。積み上げられたブロックの上を渡り歩く際に、母親が手を出して支えてやろうとすると、「イヤダ！」と強い口調で言いながら振り払う。

その後、しばらく小さなトランポリンの上にボールを置いて、下から叩いてボールが跳ね上がるのを楽しみ始める。母親も一緒になって遊んでいる。しかし、A男の気持ちはどこか盛り上がらず、集中していない印象が強い。THや母親の過剰な関わり合いがA男にとって侵入的に映っているようにみえる。ひとりで遊びたいというよりも、干渉されるのが嫌だからなのだろう。

しばらくして、A男がボールテントに入ると、THと母親がそばに寄ってきて、寝転がっているA男の体の上にボールをどんどんかけてやる。時折「イヤダ！」を発しているが、顔ではうれしそうに反応しているために、周りの大人はどんどん楽しそうな雰囲気をつくって、ボールをかけている。すると突然座り込んで奇声を上げ始め、テントから外に出てマットの上に寝転がって嫌々をし始める。

奇声が激しくなったので，母親が抱き上げると，母親を強く拳骨で叩き始める。ＴＨが抱えながら母親はなでながらＡ男をあやしているが，幾度となく思い出したように激しい奇声を出し続けている。容易には納まらないほどの激しい情動興奮である。

セッションの流れを振り返ると，Ａ男がいかに大人のペースに巻き込まれて，それから逃げ出せず，非常に強い葛藤状態に置かれているかが伝わってくる。

少し穏やかになったら，Ａ男がにっこりしたのを見て，母親はちょっかいを出してＡ男を興奮させるようにし向ける。Ａ男はそれに乗せられて走り回り始め，喜々としている。しかし，それは見ていて，楽しいというよりも痛々しい母子のやりとりである。

少し落ち着いてきたら，今度はビデオで覚えたせりふを独り言のようにしてつぶやき始める。かなりはっきりと聞こえる言い方であるが，口調が親に話す時とはまったく違って，空に語りかけるような話し方である。

Ａ男の強い拒否「イヤダ！」

Ａ男はさりげなく回避的になっていることもありますが，しばしば苛立ち，いろんな場面で「イヤダ！」をはっきりと連発するようになっています。母親のペースに引き込まれそうな不安からのがれんがための彼なりの精一杯の抵抗なのでしょう。

このような関係の問題には、自分を強く押し出すことができないというA男の主体性の弱さとともに、母親の思い（期待）の強さが関係しています。そのため、A男の存在は相対的に薄くなってしまい、A男自身は自分がなくなる不安、あるいは飲み込まれる不安を抱くことになるのでしょう。

母親の突き放される不安

「いま、ここで」の現実の姿としてのA男を受け入れようとする母親の気持ちは、とても強いものがあります。しかし、それとともに、A男にさらに成長してほしい、いろんなことができるようになってほしいという期待も大きいのです。

A男はこのような母親の熱心な働きかけを拒否しています。このことは、母親にとっては非常につらいことです。自分の存在を否定されるような思いを抱くことにもなりかねません。それを母親は敏感に感じ取り、A男に突き放されるような寂しい思いを感じているのです。そのため母親はより一層熱心にA男に働きかけることになってしまいやすいのです。

母親の高い自我理想

母親はぎこちなくA男に対して良い母親を演じているようにみえます。A男が不機嫌になると、抱いて子守歌を歌っていますが、A男は明らかに嫌がっています。それでも歌い続けている母親の姿はとても痛々しいものを感じさせます。「こうあるべき」姿（自我理想）をとらずにはいられない強迫的な思いが今の母親を突き動かしているように思えてなりません。

母親の誘いに乗せられてしまう危険性

Ａ男自身も親への気遣いが強く、そのため親の期待に沿った行動を思わずとってしまう危険性が常に存在しています。

さらに、親はそのようなＡ男の行動を肯定的に評価しがちです。その結果、Ａ男はますます親の期待に沿った行動をとらざるをえなくなります。ここに負の循環が生まれやすいのです。

初回時に端的に認められた母親に対するアンビヴァレンスは、今のＡ男にいまだ強く残っています。再び、以前の悪循環に逆戻りする危険性は常に孕んでいると見て取る必要があります。その意味で、Ａ男が強く「イヤダ！」を主張できるようになったことは、長期的に見たとき、極めて重要な変化だといっていいでしょう。

Ａ男の母親に対する両義的な心理

母親の複雑な心理とともに、Ａ男のこころのありようにも注目する必要があります。

セッション全体をみてみると、自分のペースや存在を打ち消すような母親の関わりは拒否していますが、自分の遊びの世界を広げてくれるような関わりは求めているのです。けっして全面的に母親を拒否しているわけではありません。母親と同様、この時期のA男の微妙な両義的な心理をうかがい知ることができます。

A男のこころと母親のこころ

A男は空想世界に耽っているように独り言を発することが多くみられます。しかし、遊びの場面になると、つい両親の誘いに引き込まれて動きやすいのです。自分では「イヤ！」と大声で反発してはいますが、まだ本当に力強い印象は受けません。何かをしようとするとどうしても親に頼らないといけないからです。

A男は自分でなんでもやりたいという思いが強くなってきていますが、どうしても親の誘いに乗ってしまいやすいのはそのためです。自立と依存の狭間で葛藤が強くなっています。

その一方で、母親はA男に接していても、自分に甘えてくれないという寂しさが強いのです。現実生活の中で母親はいつも仕事に追われてA男の相手をきちんとできていないという思いを抱いています。そのため、A男をひとりにさせて、寂しい思いをさせていたという反省の念も強いのです。こんな母親の思いが、A男への熱心な働きかけを引き起こしやすいのですが、それが母子のあいだに負の循環を再び生んでしまうことになるのです。

介入と助言

この数回のセッションで、積極的で、過度に同調的で侵入的な母親の関わりが目立っていました。母親は頭ではそのことをよく理解できていましたが、実際にはどうしてもこのような関わりになってしまうところが目についていました。

自分のペースにA男を巻き込もうとしている点を取り上げ、褒めすぎず、今、目の前のA男の姿にしっかり向き合ってみましょう、と助言しました。

この頃のことを振り返った母親の手記です。

母親の手記から

子どもと向き合う――私の最初の決断

その頃のA男は少しずつ自己主張するようになっているのに、MIUで私がよく「仕事が忙しくて……」と漏らすと、先生は真剣な顔で、「お母さん、仕事仕事って言っている場合じゃありませんよ。親と子の壁を取り去るには今やらなければ。年月が経つにつれてどんどんその壁が厚くなりますよ。片手間ではA男君の相手はできないんですよ……」「仕事は誰でもできるけど、A男君のお母さんはあなたしかいないんですよ……」とおっしゃった。

先生の言葉にハッとさせられ、またとてもショックだった。

今では先生がおっしゃる壁がどんなことを指しているのか分かるけれど、その頃の私は、ただただこのままではいけない！ということに気づかされた。A男と一緒に遊んでいても、頭の中は次に自分のすること（たとえば仕事だったり、食事の支度のことだったり）を考えていて、ちゃんと遊んであげられなかったなぁと考えさせられる言葉だった。

この日から、そうだ、ちゃんとA男と向き合おう、と思った。主人と真剣に話し合った。私にとって最初の決断だった。

家族には先生に言われたこと、また今の自分の気持ちを思い切って伝え、仕事とは一線を引いてA男を見つめ、一緒にいよう！と決めた。次の日から保育園も休園させた。

先生は「先を見ると今が見えなくなるんだよ」と常に言っていた。確かに周りの子どもたちと比べたり、何年後はどうなっているんだろう？と心配すればキリがなく不安になる。「親が不安になれば、子も不安になるんだよ。親と子はお互いに鏡だからね」と先生はおっしゃった。そうした不安な時の私の心はA男を見ていない。

家では言われたことを思い出し、『見守る』ように心がけた。言葉かけに気をつけた。一言で見守ると言っても難しく、何かをしようとする気のない子に、話し言葉が少ししか出ない子に、どうしてもこちらが何かを働きかけてしまい、動かしてしまい、子どもは思わずそれにのまれて動いてしまう。それがA男の本意ではないことが多く、自分の世界に入ってしまい、ブツブツと独り言を言って落ち着かず、行ったり来たり、ピョンピョン跳ねたり……と体もギシギシしてしまうんだろうと思う。イヤが言えない、自分を出せなかった時、体で精一杯「分かって！　気づいて！」って伝えていたんだと思う。

MIUに通い始め、こういうA男と私のズレに気づかされ、分かりづらいA男を何とか理解したい、心と心で通じ合いたいという思いになっていた頃だから、小林先生の言ってくださった言葉の重さに気づけたように思う。

先生からは日記をつけるようにと、MIU開始のとき一冊のノートを渡された。気づいたこと、思ったことを書いていると、なるほど……と思った。日記をつけるということは、A男を見ていなければ、接していなければ書くことができないということを。

三歩進んで二歩下がる

A男が四歳七カ月頃。

仕事から離れ、一日のんびりA男と一緒にいると時間の長さに驚いた。一日ってこんなに長いんだと気づく。こちらに余裕も出てくるから、A男は自分を出せるようになり、私に甘えてくる。リズム体操をしようと私が歌いながらA男を誘うと、手を繋いで高くピョーンとはねる。「お馬やるよー」の私の声に反応して、すぐ私の背中に乗ってきて「乗った?」と聞くと「乗ッタヨー!」と元気な声を返してくる。とてもうれしくてそのままこたつの周りを何周も回る。家族に事情をきちんと話してあるから安心してA男と遊べた。きっと私の顔もニコニコ顔だったと思う。

上空の飛行機の大きな音に耳を塞ぎ、体をくっつけてきて、私の手で耳を塞がせた。怖い、心細い時など、だんだん私に頼ってきてくれるようになるから私も本当にうれしかった。

夜寝る前はベッドで「ママ!　ピョンピョン」と言いながらA男が誘ってくる。私が「ピョーンピョーンピョンピョンピョンピョン、くるりと回ってピョン!　ピョン!　ピョン!」と歌いながら跳ねていると、姉も入ってきて、最後は三人でコチョコチョして大笑い。何回も催促してきて大騒ぎ。

私がビーチボールを投げて遊ぼうと誘っても真顔で乗ってこないくせに、突然前からすごい勢いで抱きついてきて頬をすりすりしてチューしてきたりする。体をすりすりして甘えた声で抱っこをせがむ。

ちょっと前までは抱っこしようとすると、すぐ背中に回っておんぶになっていたから、ゆったりと抱っこすることはできなかった。A男を抱っこする時（できた時）は私もゆったりした気持ちで、優しい空気に包まれて、A男が納得するまで抱っこしていたことを思い出す。

自分ひとりでなんでもやる！という自己主張の強さも出てきた。

私と一緒に風呂に入る時、風呂のフタを自分で開けないと大騒ぎ。慌てて服を脱いで、私を押しのけて自分でフタを開けに行く。買い物から帰ってくると、自分で家の鍵を開けて一番先に家に入らないと大泣きし、パニックになる。

日曜日、家族で出かける時は、行く場所を考えてしまう。

デパートやショッピングはパパも私も上の子も大好きだから出かけて行くが、人ごみの多さ、大きなホール、イベントの大きな音（声）に怖がるA男に付き合っていると、ゆっくり買い物をすることができない。立体駐車場は特に怖がるので、車を止めることができず、わざわざ青空駐車場を探さなければならない。

外に出たがり、お家に帰りたがるA男をなだめ、好きなジュースを与えながら何とか時間を作っても、「ギャーギャー、ワーワー」やられると、我慢している私たちもたまらない気持ちになる。上の子もたまらず、「A男！　もう一緒に連れてこない！」と言う。とても手におえなくなった時は、私も耐え切れず「そうだね、そうしよう！」とつい口に出してしまい、いや〜な気持ちになって家に帰る。そんなことはしょっちゅうだった。

こんなこともあった。

家族四人で数時間車に乗ってテーマパークに行くと、上の子はワクワクしてうれしそう。対照的なのが真顔のA男。入り口を通ることができず、私の抱っこで目をつぶり、耳を塞いでやっと中へ。結局落ち着いて皆で見ることができず、パパがA男と先に外へ出て、私と上の子だけで、A男のことを気にしながら、慌ててサッと見て出てくる。姉は「もっとゆっくり見たかった。また行こうね」と言う。二人の気持ちが分かるだけに私の気持ちは複雑で、とても切なくなった。

その後、湖に着いて、辺りをお散歩しようとしても、車から降りようとしないA男。綺麗な遊覧船を見つけた上の子が早くお散歩したくて強い口調で呼んでも、「イヤ！　イヤ！」、「船イヤ！」と叫んで車から降りようとしない。歩かせようにも大泣きするので、湖のそばに行くこともできなかった。

その時の天気は曇り空で、どんより灰色。A男が不安になる時、天気も大いに影響するらしい。特に今にも降り出しそうな曇り空は今でもA男は苦手。私は嫌がるA男の気持ちを分かりながらも、こういうA男を受け入れることができる時とできない時がある。

悲しくてため息が出る。

その日の夜、寝る前の歯磨きもいつもならやらせてくれるのに、この時はとても嫌がり大きな声を出して暴れる。

せっかくの日曜日、お出かけしても充実していなくて、夜もひどいから、私も途方にくれ、悲しいやら情けないやらで、私はA男を思いっきりギューっと抱きしめた。というより「縛りつけた」という表現の方が正しいかと思う。A男はよけいに大泣きして「ママ、イヤ！　ママ、イヤ！」と言いながらパパの方に行ってしまった。空しい気持ち、悲しい気持ち、いけない事をしてしまったことの反省とで、その夜はなかなか眠ることができなかった。

普通の家族が普通にできることがわが家にとってはとても難しい。お出かけの時は、主人、私、上の子、皆どこかで緊張している。いつ騒ぎ出すか、パニックになるか、いつも気になってしまうので、心の底から皆で楽しむことはできなかった。

三歩進んでは二歩下がり、山あり谷ありの毎日。

第十七回

今回も父親と姉のふたりは他の場所で過ごしている。A男と母親のふたりの二回目のセッション。

最初、玩具箱を物色した後、珍しくガラガラを手にとって振り始めた。それを見た母親はスヌーピーのぬいぐるみを手にとって、A男と同じように、振り始めた。始めの数秒間はA男もうれしそうにしていたが、母親がA男の歓心を引き出そうと、ぬいぐるみをより激しく振り始めると、A男はすぐに滑り台の方に移動する。しばらくひとりで滑り台を滑っては反対側から登ることを繰り返していたが、母親がそばでつきっきりで相手をしているためか、ついに「キー！」と奇声を発するようになる。

とうとうA男は滑り台を止め、ブロックの上に寝転がってしまう。母親はA男のそばであやすようにしていろいろと語りかけている。A男は太鼓と鉄琴の合体玩具を使って、ばちで叩き始める。叩きながら滑り台を反対側から登り、上から飛び降りる。イライラが高じてきたのか、次第にばちを打つ強さが強くなってくるが、母親はA男のリズムに呼応しようと懸命である。

A男は逃げ回るようにして滑り台の周りを動き回っている。そんなA男を母親は鬼ごっこ遊びのようにして追いかける。A男はなかばうれしそうな声を発しているので、楽しんでいるようにみえるが、まもなく、玩具を放り投げる。

それを見て母親は「あ、違うんだ」と言う。A男はすぐに母親に向かっていき、「キー！」と激しい奇声を上げて、母親を思い切り叩き始める。母親は「ごめん、ごめん、違う、違う」と謝っているが、なおA男は母親を叩こうとしている。なんとか鎮めようとして、母親はA男を抱こうとするが、A男は嫌がって逃げ、再び太鼓をバチで思い切り叩き始める。非常に苛立っている様子がひしひしと伝わってくる。

しばらくひとりで太鼓を叩いているのを母親はそばでじっと見ている。ついにA男はやる気をなくしてばちを放り投げて、寝転がってしまう。すると、母親はすぐにA男の脇の下をくすぐって歓心を引き出そうとする。

母親はA男が自分を受け入れてくれるかどうか心配で、懸命にA男の機嫌をとっているようにみえる。


まもなく、母親を前にして奇妙な動きが始まる。掌をジスキネジア（不随意運動の一種）様に動かし始め、奇妙で意味不明な声「アー」を発し、口に手をやって振り払うような仕草をする。まるで一人で何か芝居をしているような動きである。

恐らくは自閉的世界への没頭のための行動であろう。数十秒間このような行動をとった後、急に現実に舞い戻ったように、母親の手を引いて「ママ」と遊びに誘い始める。

こんな急激な気分の変化は、非常に不自然な印象が否めない。

母親と一緒にボールテントに行き、中に入ってゴロンと横になる。しかし、そこでもA男は気持ちを処理できずに悶々としている。すぐにテントから出て苛立つように小走りにうろうろするが、奇妙な発声を伴っている。

細長いブロックを二枚立てた上にA男が乗って、THと母親が支えている。以前はこの姿勢から母親の方に飛び込んでいったが、それを期待して構えていた母親に向かって「ママ、イヤ！」と強い調子で言い、じっと立ったまま他の方向を見ている。まもなくA男は下ろしてもらい、部屋の隅に行ってたたずんだり、無目的な行動が続く。

A男は何をしても手に着かず、結局包丁遊びに落ち着いていく。

母親はA男に密着するように近くでずっと様子をのぞいている。見守っているというよりも、そばにいないと母親の方が不安なのではないかと思わせるほどである。

その後、独り言をつぶやきながら包丁遊びに没頭（？）するA男のそばで、母親は懸命に声をかけている。A男にとって母親の関わりは侵入的すぎるのであろうか、これまでにないほど独り言、意味不明の発語が多い。母親はそばでなんとか楽しい雰囲気をつくろうと無理して笑顔を取り繕っている印象が強い。

母親が帰ろうと勧めると、A男は強く「イヤダ！」を連発して、つぎつぎに玩具を取り出して遊ぼうとする。これまでにないほど強い自己主張だが、それだけ欲求不満が募っていたのであろう。母親が帰ろうとしてA男から引き始めたことによって、A男は解放されて自由に遊ぼうとし始めたのであろう。

動因的葛藤行動の再現

ここに見られたA男の一連の奇異な行動は、初回のSSPで一人きりになった際に認められた行動と同じものです。母親とA男との間で再び緊張が高まり、A男の動因的葛藤が強まっているのでしょう。

母親の見捨てられ不安

自己主張とともに、母親への攻撃的行動が強まっています。母親はとても戸惑っているのがよくわかります。しっかり母親を支えていかなければならない状態です。

母親はなんとかA男とつながり合いたいという強い思いで、A男の動きに一所懸命につき合い、A男の歓心を引こうとしています。このような母親の行動には、母親としてA男に受け入れてもらえないのではという不安が働いているのでしょう。母親がA男にしがみつこうとしているように見えるほどです。

実はここに母親自身の子ども時代の姿が生々しく蘇っているのです。見捨てられそうな気持になったために、自分の母親にしがみついている姿です。ここではA男に自分の母親の姿が投影されているのです。

母親の幼児期の姿が蘇る

関係発達臨床では、ここに示されたように母親の過去の幼児期の姿が生々しい形で甦ってくることは少なくありません。

人間みな生まれた時は子どもとして「親に育てられる身」ですが、成長して子どもを持つ身になれば「子どもを育てる親」になります。しかし、いつまでたっても自分の親からみれば子どもであり続けるわけです。親になると、このように「親としての自分」と「子どもとしての自分」という二重性を持ちながら生き続けることになります。そのため、普段は親としての自分が前面に出ていたとしても、時と場合によってはこのように自分の子どもとしての姿が露呈してくることがあるのです。これは決して病理的な現象ではなく、人間が両義的な存在である（鯨岡、二〇〇二）ことを考えると、誰にでも起こりうることなのです。

筆者の反省

このセッションでは母親の困惑がとても強かったのですが、母親はＶＴＲＦＢで次のように記載していました。

自分の思い通りにできないと、ストレートにぶつかってきたり、自分の世界に入ったり、落ち着かない。日記に何かいけないことを書いてしまったのか、園を休園させたのがいけなかったのか、はっきり先生の意見を聞けなかったため、子どもとの遊びに集中できず「心ここにあらず」の状態だった。二人の気持がかみあっていない、A男が楽しそうでないと感じた。

実はセッションの中に入っていた筆者は途中で用事があったために、その場から退室してしまったのです。その際、はっきりと両親に理由を伝えることなく退室したことが、母親に不必要な不安まで引き起こしたことがこの母親の記述から分かりました。筆者の不用意な行動が母親の見捨てられ不安をさらに強めていたのです。母親こそこの時はとても心細かったにもかかわらず、それに対してしっかりと支えることができていないわけですから、治療者失格と言われても仕方ないほどです。深く反省しなければならないと肝に銘じました。

第十八回

入室してまず玩具の置かれた机の上を眺めるが、そこで何をするわけでもなく、すぐにブロックの方に移ってその上に登り始める。母親が手を貸そうとすると、A男はすぐに「イヤダ！」とはっきりと言う。それは自分で何でも思うようにやりたいというよりも、母親の過剰な侵入から逃れんがための苦し紛れの行動に見える。そうした葛藤状態にあるからなのであろうか、ブロックの上を歩きながら、突然左腕を上げて奇妙な手指の動きを示す。

その後、樽の方に行って、樽をミラーの前に置くように指さして要求する。樽の上に這い登っていく時、母親が手を貸そうとすると、「イヤダ!」を発して、ひとりで登る。

その後、机の上に置かれたクルクルスロープを扱い始め、母親に床の上に置くように指示し、車を滑らせるが、母親はそれに合わせて「カタン、コトン、カタン、コトン」と声をかけ始める。するとA男は「ママ、カタン、コトン、ヤッテ!」とさらなる声かけを要求。母は「いいよ」とすぐに応えて声かけを繰り返す。何度やってもA男は楽しそうには見えないが、母親はなんとか盛り上げようと努めている。途中、急に飽きたのか、トランポリンを跳ぶが、すぐにまたクルクルスロープを扱い始める。何度かやって、また立ち上がるが、どうしたのかすぐに座って再びクルクルスロープを扱い始める。今度はA男自身が「カタン、コトン、カタン、コトン」と言っているが、やはり楽しそうではない。

A男は仕方なくやっているように見える。何をやっても落ち着かず、心ここにあらずの状態である。

あたりを見渡し、机の上にあったシロホン太鼓を見て、「ママ、タイコ」と要求。A男が鉄琴をばちで叩いているのを聞きながら、母親は「A男、いい音ね」と過度に褒める。A男がリズミカルに叩いていると、母親はそれに合わせようとメロディを奏でるが、ほとんど合っていない。A男はトランポリンを跳ぶが、面白くなくて寝転がる。今度は起きてパンチングドールを叩き始める。まもなく座ってパンチングドールの方を見つめて、「イヤダ!」とつぶやく。直接母親に向かって言っているわけでないが、とにかく言わずにおれないという状態である。

その後、いろいろな物を扱おうとしても、手に着かない。うろうろしていると、母親はおどけた雰囲気をつくって、A男の後を追いかけるようにして「待て！　待て！　待て！」とついていく。A男は懸命になって逃げようとしている。

滑り台の上から母親の方に飛びつくが、母親に抱かれるような姿勢はとらず、両腕を伸ばしたままで母親に両脇を支えられているという不自然な姿勢のまま抱きかかえられている。

A男がフープを使って遊び始める。立ったままで自分の頭からくぐらせる。それを見て、すぐに母親は熊人形をポールに見たてて、「A男ちゃん、輪投げがいいよ、見てね」と言いながら、輪投げをしてみせる。

A男にもフープを手渡し、やらせてみる。気のない態度でしぶしぶ輪を投げている。A男はしまってあったすべてのフープを取り出して床に置く。A男はひとつ手にとって足で踏んでいるが、何をしようとしているのか見ていても判然としない。A男自身も自分が何をしたいのかわからない様子で、寝転がってフープを両手両足でつかまえて伸ばしている。THが手助けしようとすると、すぐに「ママ」と言って、代わってくれと要求。母親はどうしてやったらよいか、わからず困惑しながら付き合っているが、A男もどうしたらよいかわからず、ついに熊人形に輪を投げてしまう。そして自分も熊人形と並んで立つ。

すると母親は輪投げを熊とＡ男を的にして投げ入れる。Ａ男は苛立たしげに熊を両手で荒々しく叩いている。ＴＨがフープを腰に巻いて立っていると、Ａ男がそのフープを手にとって何かしたそうであるが、ＴＨは分からない。Ａ男がその中に入ると、ＴＨは列車ごっこに見立てて遊ぼうとする。Ａ男はそれを期待しているわけではないが、どうしてほしいのか、どうしたいのか自分でも明確ではない。ついに突っ立ったまま苛立った口調で独り言をつぶやき始める。Ａ男がフープを熊に投げると、それを見て母親はフープを熊とＡ男を的にして次々に投げてやる。

その間、Ａ男は自分の空想世界にふけるようにして意味不明なせりふをつぶやき続ける。

しばらく母親と面接をして終わりにしようとすると、Ａ男の「イヤダ！」が始まり、次第にエスカレートして、激しい奇声を出すまでになった。この時の反応はこれまでにも増して強いものであった。

母子のあいだに生まれる痛々しい関係

Ａ男は何かをしたいのでしょう。でも母親のペースに巻き込まれそうになる不安からか、自分から積極的に行動をとることができません。母親に対するアンビヴァレントな気持ちが非常に強まっています。

母親もなんとか子どもの相手をしてやりたいという強い思いを持ちながら、嫌がられるのではないかという不安を抱えて、Ａ男に必要以上に熱心に関わろうとしています。

このように母子双方ともアンビヴァレンスの強い状態のまま一緒に過ごそうとするあまり、そこに痛々しい関係（関係障碍）が生まれることになります。

関係障碍の結果生まれる動因的葛藤行動

このように両者の関係の悪循環に拍車がかかっているからなのでしょう。ＳＳＰで認められた反応と同様のジキスキネジア様運動や空想世界への逃避と独語などがＡ男に再現しています。このような不可解な行動も葛藤行動として理解することができます。

介入と助言

母親はＡ男が何をしたいのかさっぱりわからず、困惑していることが筆者に語られました。そこで筆者は、母親はなんとかＡ男に合わせてつきあおうと懸命に努力しているが、それが強く出過ぎていることを再度取り上げていきました。Ａ男の機嫌を損なわないように先へ先へと気を遣って相手をしているのですが、それがＡ男の側から見ると、どのように映るのかを考えてみましょうと助言しました。Ａ男の自分でやろうとする気持ちが萎えてしまい、母親のペースに乗せられてしまうことを説明していきました。

すると、母親としては見ているしかないのか、との不安が語られました。母親は周囲の人に対する気遣いが一段と強まっている様子です。自信を失い、どうしてもみんなから褒められるように良い母親を演じようとしているように見えますと、説明していきました。

するとそのような価値観によって自分が動かされていることが母親自身の口から実感を込めて語られるようになりました。自分の母親がまさにそのような人であったことが力説され、現在も家庭で気苦労が多いことも語られました。周囲への気遣いが強く、自分を見失っているところが、今のA男にみられる自分のなさと、とても似ていることに母親は気づくようになりました。

第二十回　四歳八カ月

夏休みを挟んで一カ月半ぶりのセッションである。

すぐに積み上げられたブロックの方に行くが、そばで母親がずっとつきそっている。それがどうもA男には圧迫感を抱かせるのであろうか「イヤダ、ママ、イヤダ」とつぶやくように言っている。それでもずっと母親はA男を見つめて、A男の動きに即座に反応して相手をしようとしているために、A男はブロックの上に登って壁を背にして懸命に逃げようとしているように見える。

その後、A男がボールをついていると、母親が「A男、うまくなったね」とすぐに声をかけて盛り上げようとする。樽のそばに行くと母親がつきまとう。母親が相手をしようとするとすぐに逃げてしまう。

筆者が母親と話していて、THがA男の相手をしていると、両手をばたばた動かしながら、いらいらした様子を見せて、「ママ!」と母親を呼ぶ。抱っこを要求してしばらく抱かれているが、母親はA

男の甘えたゆったりした雰囲気に浸ることが難しく、鼻歌まじりの歌を歌い出す。それも子守歌風ではなく、場になじまない歌である。A男はまもなく自分からおりて、樽の方にいく。しかし、すぐに入ろうとせず、どことなく気が進まない様子。母親に促されて樽の上に登るが、ミラーをずっと見つめている。母親とTHがA男を挟むようにして話していると、「イヤダ！」を連発。母親が他の人と話しているのは嫌な様子である。母親に干渉されるのは嫌だが、自分の方をちゃんと見つめていて欲しいということなのであろう。

親に対するアンビヴァレントな思い

筆者は、以前経験した摂食障害に対する家族療法の中で、ここでのA男の思いと同じことを直接自分のことばで表現している患者のことばを聞いたことがあります（小林・牛島、一九八九）。それは前思春期の症例で、患者は面接の中で両親に対するアンビヴァレントな思いを、「後押しをしてもらいたいけど、されすぎたら嫌。干渉されるのは嫌だけど、放り出されるのも嫌」と述べていました。この時期の母親に対する複雑な思い（アンビヴァレンス）を言語化しているのですが、ここでのA男の思いもまさにそれと同じことでしょう。

このように、乳幼児期の関係発達臨床での体験は、思春期・青年期さらには成人期の患者の心理の成り立ちを理解する上でとても参考になります。

Ａ男が母親の手をまるで物でも触るようにして触れると、母親は即座にＡ男の手にしっかりと触れ返そうとする。するとＡ男はびっくりするほどの大声で「イヤ！」と拒否して手をすぐに離してしまう。母親は寂しそうに小声で「触らないで」と応えている。

樽の中に入っているＡ男を母親が触ったり、抱き上げようとすると、「イヤダ！」と過敏に反応。母親がさほど干渉せず、みつめてくれているだけであれば、母親を見つめてうれしそうにするなど、けっして母親を全面的に嫌って拒否しているわけではないということがわかる。Ａ男の表情にはとても自然な喜怒哀楽が表れている。

この日は母親にとても依存的で、椅子を床に滑らせて部屋の中を回っていて、障碍物に椅子が当たると、母親の方を見ながら「ママ！」と声を出して、障碍物をどかせてほしいと要求している。頼り切っている。

前回までと違って、全体的に動きがゆるやかでイライラや情動興奮もほとんど見られず、すぐに「ママ」を呼んで、何かにつけて手助けをしてもらおうとしている。自分から母親の方に抱かれに行くが、その後どうしたいのかわからず、なんとなくぐずぐずして終わってしまう。母親も「なに？　なに？」と尋ねるなど、戸惑いながら懸命に相手をしている。

母親のミラーリングがあまりにも強すぎるためか、Ａ男にはそれが侵入的に映るのであろう。Ａ男が何かしようとすると、すぐに母親が同調して相手をしようとするので、Ａ男の意欲がそがれてしまう。二十分も経過すると「オワリ」と言って帰りたそうな素振りを見せている。

床に寝転がって母親にもたれかかり、甘えたそうな素振りを見せている。「ママ」と甘えた声も出している。母親は背中からA男を抱きかかえているが、それはまるで母親がA男にもたれかかって抱かれようとしているようにさえ見える。そのためなのであろうか、おだやかな調子で、A男は母親の頭を手で叩いている。

頭では分かっていてもどうしたらよいかわからない

母親はこの時の心境について、頭では分かっていてもなぜか自然にできず、自己嫌悪に陥っていることを筆者に語っています。母親が筆者に話し始めると、すぐにA男は反応して、「ママ」と呼んで抱っこしてもらい、自分に注意や関心を引き寄せています。

A男にしがみつく母親

母親はA男の自分の思いを受け入れてもらいたい一心で懸命になって相手をしているのですが、それは子どもの相手をしている親の姿というよりも、母親自身の子ども時代の姿がそこに露呈しているように見えます。

こんなに努力している自分を受け入れてもらえないのではないかという不安に駆られて母親にしがみついている姿です。母親としての自分の努力をA男に認めてもらえないのではという不安に駆られて、懸命に努力している母親自身の姿と重なり合うようにみえます。

その後Ａ男はすぐに立ち上がって歩き始めるが，その際，いつもの奇妙な手指の動きが認められる。数秒でふたたび母親の方に行って，背中からもたれかかっている。体を母親にゆだねて，ゆったりしているようには見えるが，表情はどこか上の空で，落ち着かない様子である。まもなくうろうろし始める。

奇異な行動の再現

母子の関係に負の循環が続いているためなのでしょう。Ａ男はいまだ葛藤的になりやすく，そのため，手指の奇異な運動がここに再現しています。

ゆったり，ごろんとして母親の膝枕で寝転がっている。母親は上からのぞき込むようにしながら，Ａ男の仕草をミラーリングのようにしてさかんに模倣している。のびのび両腕を伸ばすと，すぐさま同じようにやや気持ちを高めながら，戯けたようにして模倣する。このような関わりがこの数回ずっと続いている。母親にはおだやかな雰囲気の中でＡ男の相手をすることが難しいようである。

Ａ男の情動が比較的穏やかなのに比べると，母親はどこか気持ちが上ずっていて，過活動的であるために，母子の情動調律は不調和でぎこちない。

依存的なＡ男と活動に誘い込む母親

Ａ男は依存的になっていますが，母親は活動的な遊びにＡ男を誘い込もうとしています。このような母親の動きは以前、A男が甘えたそうにマットの上でごろごろしていた時に「この子はこれが好きなんですよ」と言いながら、足の裏をもみのみしてやっていた母親の姿を思い起こさせます（第四回、六五頁参照）。

解説

ミラーリング mirroing

映し返し、映し出し、投げ返しなどともいわれます。人間は自分の姿を自分では見ることができず、他者の自分を見ている瞳を通して自分の姿を知ることになります。他者の瞳がちょうど鏡の役割を果たしているため、このように表現されています。人間は自分や自分の世界を認識する際に、必ず他者の関わりが必要になります。それなくして自分だけでそれらを認識することはできません。人間のこころが関係を通して初めて育つのはそのためです。関係発達臨床における鍵概念のひとつです。

ここでは、情動調律が良好でないと、本来のミラーリングにならないことが見て取れます。過度に養育者の願望が強く働いている状況で行われるミラーリングは、子どもの主体性を損ない、養育者の思いに子どもを無理に同調させる危険性があるのです。

セッションの後半になると、マットの上でひとりごろごろしていて、まもなく立ち上がり樽の方に行くが、何をするのでもなく、母親の方にすぐに戻って、膝の上に背を向けてすわる。母親はうれしそうに「もどってきた」と応えて、受け止めている。

しばらく母親の膝の上に背を向けながら抱きかかえてもらっている。しかし、表情はゆったりとまではいかず、数分で立ち上がって去っていく。

母親は、Ａ男がこれまでに比べると、少し自分の方に寄ってきて抱かれるようになったことをうれしそうに報告している。

筆者が母親と話している最中に、Ａ男はひとりで二個のボールをくっつけて、その間にまたがるようにしてうまく乗っている。それを見て母親が「ちょうど良いところに入っているね」と褒める。するとＡ男は少し腰を浮かして、得意そうに飛び跳ねる。そのため二個のボールが離れていって、Ａ男が再び飛びはねようとすると、ボールが転がって行ってしまい、Ａ男は腰から床に直接落ちてしまう。それを見て思わずわれわれは笑ってしまった。すると、Ａ男は痛そうに尻を触りながら、「イターイ！」と大きな怒りを込めた声を発し、ボールを叩いている。なぜかこの時は母親を叩くことはしなかった。怒りもすぐに納まる。

珍しく十五分ほど残して終わりとなり、片づけもＡ男は母親に促されるととても素直に手伝い、すんなりと帰る。

プライドが傷つけられたＡ男

ボールから転がり落ちた時に、タイミングよくみんながどっと笑いました。Ａ男はみんなに笑われたことで、いたく自分のプライドが傷ついたのでしょう。怒りを込めて大声を発して、ボールを叩いています。しかし、予想したほど怒りは続かず、かんしゃくにともなう怒りに比べると、短時間で治まっています。負の情動というよりもプライドが傷つけられたことによる怒りであったためでしょう。プライドという感情がA男にも着実に育っていることがこのエピソードにうかがわれます。

母親の周囲への強い気遣い

前回の流れを引きずって、母親に対する依存的行動が顕著になり、静かな動きで、母親にしっとりと抱かれています。しかし、母親はA男に対して、顔色をうかがうようにして気遣っている様子がひしひしと伝わってきます。

たしかにA男は甘えてくるようになっていますが、まだ母親は周囲の人に対する気遣いが強く、ゆったりとした雰囲気は生まれていません。

葛藤的な状態から依存的な状態へ

前回は母親の過剰な関与が葛藤を強めたのでしょうが、A男の母親への関係欲求は高まっていることは確かです。ここでは背を向けて母親に抱きかかえられ、背中にもたれてしばらく二人密着しています。背を向けながら密着するという構えにアンビヴァレントな気持ちがとてもよく表れています。初期に母親から語られていた、夜寝るときの姿が思い起こされます。しかし、ここでは母親もＡ男の気持ちを感じ取ることができているため、Ａ男は心地よい体験を持つことができるようになっています。それなりに満足したのでしょうか。時間がきたら早めにすんなりと帰り支度をしています。

第二十一回　四歳十カ月

Ａ男は体調が悪いのか、やや元気がない。水が欲しかったらしく、母親の膝の上に座って水を飲んでいる。前回よりもゆったりとしていて穏やかな表情である。

ブロックの上に乗ってそばに立っている母親の方に手を差し出して、わざとらしく母親の方に倒れかかり、抱き抱えてもらいながら下ろしてもらう。

ひとりで懸命にブロックの上を登ろうとしている時に、母親が手を出そうとすると「イヤダ、イヤダ！」を連発するが、さほど緊張の高い発声ではない。

ブロックの上に登って、トンネルを自分のそばに引き寄せてもらいたくて、手を伸ばしてこちらに要求。Ａ男はブロックの上からトンネルに飛び降りようとするが、さすがに自分ひとりではできないため、母親に助けを求めて手を差し出しながらうまく飛び降りることができる。

再度やろうとするので、ＴＨが手助けしようとすると「イヤダ！　イヤダ！」と拒否。それを見てすぐにやってきた母親に手助けしてもらって、トンネルの中に降りることができた。

アンビヴァレンスは多少は和らいでいるように見える。それでも母親とTHがずっとA男を見つめて突っ立っているので、A男には強い刺激となっているのであろう。見守られているという体験にはなっていない。そのため、どこか落ち着かず、何をしたいのか判然とせず、うろうろと徘徊しているように見えることが少なくない。行動に移す時にも逡巡してしばし立ち止まったり、動き回ったりしている。

走り回っている時に、椅子に足を当てて倒れて、足を手で触ってはいるが、まったく痛そうな声を出さない。落ち着かず、一人芝居のようにつぶやきながらうろうろと徘徊している。

父親がブロックを使い車を作っていると、A男はそれに興味を引かれ、近寄って行き、扱い出す。父親の方は母親と比べると、侵入的でない。そのためA男は安心して近寄れるのであろう。A男が自分でも作り始めると、父親はそれを見て、「A男、うまいぞ」と褒めている。そばにいる母親は同調しているが、なぜかはやし立てるようにいろいろとし向ける。

父が車の次に飛行機を作り始める。興味津々といった表情で見ているA男。自分でもやり始める。安心してみていられる雰囲気。得意気に小躍りしながら父親が作った飛行機を手にしている。父親はガムテープをうまく使っていろいろな作品に仕上げるので、A男は興味が引かれるのであろう。夢中になって父親のやっている様子を眺めている。

元気がないのではなく、依存的なＡ男

体調が悪いのではないかと思われるほど元気がないＡ男ですが、このことはＡ男の依存傾向がさらに強まってきていることの現れなのでしょう。それでもいまだＡ男は痛みに対して我慢強いのか、痛がりません。Ａ男のアンビヴァレンスは容易には緩和しないことがよくわかります。母親のアンビヴァレンスがいまだ緩和していないことを考えれば当然かもしれません。いかに母子のこころの繋がりが深いかを教えられます。

Ａ男に受け入れてもらうことに敏感な母親

母親はＡ男が自分に甘えてくれるかどうかに一喜一憂しています。そんな母親がいつも懸命になって相手をしようとするので、Ａ男はきっと息詰まるような苦しさを感じているのでしょう。Ａ男が自分に甘えてくれるか、それとも拒否的態度をとるかによって、極端に母親の態度は変わっています。

それは母親自身が相手に受け入れてもらえるか否かをいつも気遣って生きてきたからなのでしょう。Ａ男はきっと母親に飲み込まれる不安を抱いているのでしょう。そのためＡ男はまだ全面的に母親に頼ることができず、懸命になってひとりでやろうと意気込んでいるように見えます。

このセッションのＶＴＲＦＢで母親は「何度も足を打ったり、手を挟んだりして痛い思いをして

いるのに、我慢しているところがみられ、もっと甘えたり頼ってきてほしいと思った」と述べています。

過度に自立的に振る舞うA男

A男は何度かセッションの中で足を金具に当てて痛い思いをしたにもかかわらず、じっと我慢しています。痛々しい姿です。まだまだ甘えることが難しいのでしょう。痛みを感じていても、痛みを訴えて癒してもらうことができないのです。

しかし、その一方で母親がいないと不安でたまらないのです。母親と手をつないで、ブロックの階段を上がっています。母親が付き合ってくれないと、最初から何度もやり直しています。ここにA男のアンビヴァレントな気持を感じ取ることができます。

このようなA男の過度に自立的な振る舞いは、自分を守ろうとするひとつのもがきともいえるでしょう。

介入と助言

いつも周囲に気を遣っている母親は、A男の接近に対して「あとでね」と言いがちです。その一方で母親がA男に向かい合う時は、もっと自分に甘えて欲しいという思いが強いのです。そのため、A男は母親を拒否してしまうのでしょう。A男にとってみれば、自分が甘えたい時は拒否され、甘えたくない時に迫られる、という関係になってしまいやすいのです。このようにしてA男と母親のあいだに気持ちのすれ違いが起こりやすいのです。

母親にそのことを指摘すると、自分も母親に対していつも誉められるように、「お利口さん」と言われるように頑張ってきたことを想起したことが語られました。「良い子だ」と言われるのがうれしくて頑張ってきたといいます。そのことが、今の自分の子どもに対して良い母親になろうとする思いの強いこととどこかでつながっているのではないかということについて語り合いました。この頃、母親自身の心の揺れが大きかったことが手記に次のように描かれています。

母親の手記から

私のこころの揺れ

十月に入ると、もう来年は小学生になるんだからなんとか保育園に行かせなきゃという思いが私の中で大きくなり、園の先生方の期待や「明日も来てね」の言葉に私が応えようとしてしまっていた。実際とてもA男のことを考えて接してくださっていたので……。

ある日の朝、A男はいつになく園に行きたがらず大泣きして抵抗し、園服も脱ぎだしてしまった。続けて通えていたのだからなんとか頑張ってもらいたいと思い、落ち着くまで待っていたけど、あまりにもひどかったから園にお休みの電話をした。

その後、私に少し「もう！」という気持ちがあったから、少し強い口調で「じゃあA男ちゃん、お家にいるんだからお手伝いしてよ！」と言ったらまた泣き出し、さっき脱いだ園服をまた着ようとして「行ク！　行ク！」と言わせてしまった。ハッとして「ごめん、ごめん。行かなくていいんだよ」とギュッと抱きしめて、しばらくそのままでいた。

せっかくだんだん自分を出せるようになってきたのに……悪かったと思った。

その後、一緒にパズルで遊んでいるとき、「ママ、トイレ行ってくるね」と言って私がトイレに入ってしまうと、ドアの外で「ママー！　ママー！」と大きな声。

急いで出ると手を口に当てて、心細い顔をして立っていた。

ちょっとの間でも寂しかったのか、「だってー、ママトイレだったんだよ」と言ってすぐ抱っこすると、ギュッと抱きしめ返してきて、なかなか降りなかった。

確かに子どもらしさも出てきたA男だけど、時々何をしたらいいのか分からない様子で、抜け殻のようにボーっとしていることもあった。

少しのことですぐかんしゃくを起こすところもまだまだ見られた。


この頃の日記やMIUでの私の態度から私のこういう気持ち（園に行かせなきゃ！）を察した先生は「大きくなってからの大変さと今の大変さを比べれば、今の大変さのほうがいいんですよ。A男ともっと向き合ってみよう」とはっきり言ってくださった。

先生の言葉から、私の先走った考えを改め、A男がはっきり嫌がったらお休みさせるなど、A男に合わせ柔軟に対応させてくださいと再び園にお願いに行った。

園長先生は、いつも温かい目で見守って下さっていた。

私たちが最初に園を休ませ、A男と向き合いたいとお願いに行ったときも、私が話し終わると、副園長先生は「やってみたいんですね、母親として……。分かりました。でもいつでも私たちは

Ａ男くんを待っていますから」と言って下さった。

張り詰めて話しをしていた私は、その言葉でホッとし、涙がドッとあふれてきたことを今でも覚えている。

今回も私たちの気持ちを分かってくださり、「園に気兼ねなくお休みしてください」と言ってくださった。

ありがたかった。

第二十二回　四歳十カ月

入室するなり、大泣きしている。ここに来る途中でエレベーターのボタンを他の人に押されたのが気に入らなかったのだという。母親がしっかり抱っこしていて、数分で興奮は鎮まり、遊びの方に気持ちが向かっていく。気持ちが鎮まるまでの時間が随分と早くなったのが印象的である。

父親は両面テープを持参して、積極的に工夫してブロックを組み立て、おもしろそうなものを作り出している。Ａ男は父親が作っている様子をじっと期待をもって見続けている。自分もブロックを持って何かを作りたそうにしているが、しばらく黙って見ている。父親がロボットを完成する。それを見てＡ男もブロックを手にとって父親に何か手伝ってもらいたそうにしている。父親が何をしてもらいたいのかを尋ねると、Ａ男は「バンバン」と言う。父親は「あ、そうか」と応えて、Ａ男の持っているブロックに他のブロックをくっつけてやろうとする。しかし、どうもそれがA男の思い描いているものとは違ったようで、「パパ！　イヤ！」と力強い声で主張。（A男は機関銃を作って欲しかったことがすぐ後で分かる。）「イヤ！」を数回繰り返すが、パニックのような奇声とは違い、それは違うよ、と自分の気持ちを父親にしっかり伝えようとしていることが感じ取れる発声である。先ほどの大泣きの後にしては気持ちが穏やかで、父親との間で苛立った雰囲気は生まれない。

A男が何を作って欲しいのかわからず父親が戸惑っていると、母親が助言することで、A男の欲しかったものが出来上がる。

その後、ロボットを「バンバン」で打ち倒す遊びが繰り広げられる。両親、A男、TH四人がそれぞれの役割をもって、A男の気持ちを大切にしながら、遊びが展開していく。

とても穏やかで楽しい雰囲気が流れていく。

A男は「バンバン」が壊れると「シール（貼って）」と父親に要求したり、ロボットを「バンバン」で倒すと「ヤッター」とうれしそうな声を出している。発声そのものはいまだ弱々しく遠慮がちではあるが、自然な遊びの流れの中で、その場にとてもぴったりとくることばを出している。

A男の持っている「バンバン」に父親がレーザーをくっつけてやろうとすると、A男はすぐに「レーザー、イヤダ！」と主張。一緒に遊んでいても父親のペースに巻き込まれるようなことはない。父親も黙々と遊びに熱中し、まるで父親も子どもに戻ったように楽しそうに次々と新しいものを作っていく。A男は期待を持って父親のやっている様子を眺めている。これまでにないような父子のほのぼのとした遊びが展開している。

夢中になって遊んでいる最中に、「バンバン」のテープで貼り付けていたブロックが剥がれ落ちてしまうと、Ａ男は思わず「アー、トレチャッタ」とごく自然な感じで（口調はやや単調ではあるが）、タイミング良くことばを発しているので、相手に届きやすい。

場の雰囲気が盛り上がっていくと、父親が「もっとやるか?」と尋ねる。するとすぐにＡ男も「モットヤロウ!」と応じて、遊びは途切れることなく続いていく。これほどまでに長時間ひとつの遊びをみんな一緒に熱中して取り組んだのは初めてである。

Ａ男が「バンバン」遊びに少し飽きて動き始めると、父親はＡ男にボールを投げてやり、野球（バッティング）に誘い始める。すると、Ａ男はちょっと躊躇していたが、すぐに父親の期待に応えるようにブロックをバットにして、父親の投げるボールを打ち始める。予想以上にうまく打つため、何度も繰り返す。母親、ＴＨも交えて遊びは広がっていく。

母親に代わって父親が前面に

Ａ男にとって母親との関係は、Ａ男が母親の顔色をうかがい、母親の誘いに合わせることによって、Ａ男自身の主体性が損なわれる危険性を孕んでいます。時折、母親の誘いを強く拒否したり、かんしゃくを起こすのはそのような理由によるのでしょう。

Ａ男は自分なりに遊びの世界を創り始めているのですが、父親もＡ男と一緒になって遊びに熱中しています。そのためかA男にとって父親との関係は母親ほどには緊張を生まないようです。自分の世界を広げてくれる大切な人になっています。母子関係と父子関係の質的違いがよくわかります。

このように父親が積極的にセッションに参加することによって、母親の心理的負担も軽減したのでしょう。母親もそばでゆったりと構えて二人の遊ぶ様子を見守っています。

第二十三回　転居前の最後のセッション

小走りに入室。喜々として靴下を自分で脱いで遊び始める。

これまでよりも自分で何をやりたいかはっきりしていて、動きの流れがよどみない感じを受ける。そんな中で、ボールの上に乗って玉転がしをしようとしたり、ボールを投げて楽しんだりと、しばらくボールだけを使っていろいろな遊びが展開する。

父親がまた新しく工夫してブロックでスポーツカーを作るが、A男はあまり乗ってこない。夢中で椅子を滑らせながら独り言をつぶやいている。「ナンテコトヲ」「コラ」など、どこかで聞いた大人のせりふなのであろうか、空想世界で楽しんでいる。しかし、父親が他の椅子を使って走らせようとすると、「イヤ！」とすぐに反応して現実世界に戻ることもできる。けっして自閉的な世界に没頭しているわけではないことがうかがわれる。A男自身の世界を具体的に思い描きながら、いろんなものを扱って楽しんでいるようにみえる。

ひとつひとつの動きに躍動感が感じられ，見ていて楽しそう。その声は前回のように遠慮気味ではなく，その声に力強さを感じさせる。

父親が今度は機関車をつくっている。それに乗って「ポッポ」「オーライ」と力強く大きな声を出し，得意そうな様子である。父親がどんどん遊びを広げてくれるのをA男はわくわくしながら見守り，それがA男自身の世界を広げてくれる。それがうれしくてたまらないのであろう。機関車に乗って万歳しながら「イッテミヨウ！」と意気揚々としている。

父親が「パパも乗っていい？」と聞くと，「イイヨ」と言うが，父親が後ろに乗ってA男に触ったり，運転しようとすると，すぐにA男は「イヤダ，サワルノイヤダ」とはっきりと嫌がり，父親を下ろさせる。父親が一緒に乗っていることがイヤではなく，触られるのがイヤ，自分が思うようにやれないことを嫌がっていることがわかる。このように，何が良くて，何が嫌なのか，より明確に言葉ではっきりと言えるようになっている。このような自己主張ができるようになると，周囲の大人もより一層付き合いやすくなっていく。それが今回のセッションの安定した遊びの雰囲気に表れている。

機関車に乗っていたA男が突然「フウシャ（風車）」と言うので，父親がブロックを二つ使って風車を作る。それを回していると機関車に当たって壊れてしまう。父親が直していると，タイミング良くA男は「チキショウ！」と言うが，けっしてイライラかんしゃくを起こしているわけではなく，楽しそうにしている。このようにことばをいろいろな場面で適切に使えるようになっている。

興奮していて発汗もすごい。心底遊びに夢中になっている。

父親が新たに大きなロボットを作っている。A男の乗っている機関車の上に乗っているブロックをひとつ取り上げてロボット作りに使おうとすると、「パパ!」「ママ、トッチャッタ、パパ」と父親が自分の大切なものを取っていったことを母親に訴えて取り返そうとする。父親がブロックを返してくれると、とてもうれしそうな笑顔を見せている。母親は大拍手「A男ちゃん、いいぞ、いいぞ!」と応援している。

ロボットをめがけて機関銃で打ち倒すように父親がし向けるが、どうもロボットが大きすぎるためか最初は尻込みしている。次第に機関銃を使って「バンバン」と打ち始めるが、迫力がない。それを見て、父親は大きなボールを玉に見立ててロボットめがけて投げるように誘う。すると、A男もボールをしっかり投げることができて、ロボットを倒すことができた。

みんな大喜び。

こんな遊びを繰り返し、A男の自己愛が高まるように工夫して遊びが展開していく。パンチングドールをゲートの上にのせて倒す遊びを父親が勧める。それを倒しては得意そうに反応する。するとA男も自分でパンチングドールを乗せて倒そうとする。倒すと「ヤッター」とうれしそうな声を出して、少しずつ力強くなっていく。

長細いブロックを立てかけている父親に、その上に登りたいと要求。乗せてもらうと、さらに高いブロックのゲートの上に乗りたいと要求。乗せてもらうと、父親がA男に飛び降りるように誘う。さすがに高くて怖がっているが、父親が手助けして飛び降りる。するともう一度やりたくなってすぐにブロックの上にのせてくれと要求。こわいけどやってみたい。どんどん積極的になっていく。

遊びはどんどん発展し、Ａ男自身も工夫して面白いものを作っていく。見立て遊びが全面開花している。

とにかく楽しいのであろう。父親がブロックを片づけていると、「カタヅケナイ」とは言っているが、穏やかな口調である。片づけているブロックの一番高い所に父親に座らせてもらい、「王様だ」と父親に言ってもらう。Ａ男も「オオサマ！」とうれしそう。父親がＡ男の背中にさらにブロックを積み上げると、その上に乗り移り、一番高いところに移って「オオサマダ」と両足を伸ばして得意気にしている。さらに長細いブロックを剣に見たてて、「オオサマダ」と宣言する。父親は家来になって「王様、帰りましょう」と意向を伺うが、すぐには同意しない。

今度は馬になった父親にＡ男が乗っかり得意になっている。父親はＡ男の気持ちを実にうまく持ち上げて、相手をしているので、Ａ男の自己愛はどんどん高まっている。帰りたくない、と何度も言い続けるが、父親はなんとか機嫌をとって気持ちを切り替えさせる。

自己愛の高まり

Ａ男の自己愛が非常に高まっていることが伺われて、ほのぼのとしたセッションです。

父親が前面に出てＡ男の遊び相手をしているため、母親は一歩下がって二人のやりとりをほほえましく見守っています。家族のバランスがとてもよくなっています。Ａ男にとっては最高に楽しい場面だったのではないでしょうか。

A男家族はまもなく転居しましたが、その頃の様子が日記によく描かれています。

引っ越しをしてA男が環境の変化についていけるか心配でしたが、まったく大丈夫だったので安心しました。夜も安心して寝ています。川の字で。店と自宅が離れているので、私も集中してA男と一緒に居ることができて気持ちに余裕が出てきました。そういう親の変化に敏感なA男と最近とっても接しやすくなりました。

今日は午前中二人で近くのアスレチックへ行きました。朝起きて着替える時、私の顔を見て、ニコニコしながら本当に小さな声で、「アスレチック、行キタイ」と言ってきたので、「お掃除終わったら行こうね」と約束しました。ちゃんと終わるまで待てました。

そのアスレチックは何度も行っていて、やり方が分かっているので、A男は途中で止めることはせず、怖いもの知らずに、高い所もどんどん平気で行くのでした。初めの頃はハラハラしながら見ていたものでした。

でも今日は縄から縄へ渡る高い所で立ち止まり、なかなか先へ進みません。いつもできる所なのに……だから「どうしたの？　A男ちゃん、できるじゃない！　がんばれ！」と言うと、ちょっと行ってはまた戻りで「ダッテ、コワインダモン。オチル!!」と言って、私に抱っこしてとせがみ、途中で止めて次のステージへ走って行ってしまいました。本当に怖がっていたので、これにはびっくり……怖いもの知らずでドンドンやる子だったのに……新しい発見でした。

日に日に良い方向へ向かっているA男がうれしくて、本当にこれでよかったんだと確信しています。私も自信がついてきて、大らかな気持ちでA男に接することが（少しずつですが）できているようです。

安心感が育って初めて怖さも実感できる

母親の日記にA男が高いところに登るのを怖がり始めたことが印象深く述べられています。今まで怖がることのなかったA男がなぜ怖がるようになったのでしょうか。

その最大の要因は、母親の気持ちにゆとりが生まれることでA男とのあいだに信頼感が育ちつつあったことです。A男に安心感が育まれていったのです。安心感を実感することができて初めて、安心感のない状態、つまりは不安な状態をも実感することができるようになりますが、A男がアスレチックで怖がるようになったのもそのような理由によるところが大きいのでしょう。

さらにここでA男が怖がるようになったもう一つの要因として、愛着対象としての母親の存在を忘れてはならないでしょう。怖くて母親に助けを求めたときに、母親が自分の気持ちを穏やかにしてくれることを体感したからこそ生まれてきた行動なのです。

実体験と感情の分化

人間の感情は最初、快／不快という分化から始まり、以後、安心／不安、うれしさ／怒り、喜び

／悲しみなどと次第にきめ細やかな感情へと、分化は進んでいきます。このような感情の分化が順調に進展していくためには、「快」、「安心」、「うれしさ」、「喜び」などの感情を生活の中で実体験することが不可欠になります。そのことを体感することによって、そうでない状態を改めて実感することができるようになります。いつも不味いものばかり食べていれば、美味しい／不味いの違いは分からないのと同じことです。

この頃の母親の手記に印象深いエピソードが描かれています。

母親の手記から

A男の優しい気持ちに触れる

十一月のある寒い日。

風邪を引き熱が上がってきたA男をおんぶしてお店に忘れ物を取りに行った。自宅へ戻ろうとした時、突然大雨が降ってきた。私は工場の中に傘はないかと探したが見つからなかった。

その時A男はフード付きのウィンドブレーカーを着ていたので、私はA男を台の上に立たせ、「濡れないようにかぶろうね」とフードを頭にかぶせ、おんぶして歩こうと外に出ようとした。

その時、私の頭に何かがふっとかぶさってきた。私もフード付きのトレーナーを着ていたが、A男は何も言わず、私にもフードをかぶせてくれたのだ。

A男がこんなことをしてくれたことは今までなかったから、意外だったし、驚いた。A男の優しい気持ちに触れてこころが温かくなった。うれしかった。

「ありがとうね」って伝えて、おんぶしながら自宅へと走った。

A男のこころを穏やかにする母親の役割

こんな日々を過ごしていたとき、MIUで小林先生から二十枚ほどのプリントをいただいた。その中で母親の自己調整的他者としての役割がとても大切だというところを何度も何度も読み返した。

そうなのか……今、A男が私に向けている怒りは今のA男の歩みに必要な行動であって、私が、他の誰でもない母親が、A男の内のどうしようもない気持ちをしっかり受け止め、穏やかにしていくこと、A男の興奮した心が穏やかになっていくためには私が調節役になるんだ、そんな体験を二人で築くことが今の段階では大切なのだということを教わった。

何につけても理由はあるんだ！

A男が変わらない、最近ひどく叩いて困る、この行動を何とかしなきゃ、止めさせなきゃ、という思いで接するのと、そこに何かの意味があり、理由があることが分かれば、ひどく落ち込み途方に暮れることもなくなる。

年齢が増すにつれて力も強くなり、手加減をしないA男に叩かれると、私もムッとしてキレそうになるけど、A男の気持ちがほとんど分からなかった頃に比べると、少しは間を置いて考えたり、深呼吸できるようになってきた。

まずA男の気持ちを分かってあげて、A男の背中を擦りながら、自分の気持ちを話すことができないA男の代わりに，「○○だったんだよね」と口に出して言ってあげるように心がけた。

解説

情動調整──自己調整的他者と自己調整

子どもは安心することによって自分の気持ちをしっかり表に出すようになります。このことによって養育者は子どもの気持ちの動きを容易に感じ取ることができるようになり，両者の気持ちの通い合いは深まっていきます。

しかし，ここで養育者が必ず突き当たるのが，子どもの激しいまでの情動表出に対する対応の難しさです。「泣く子と地頭には勝てぬ」と言われるほどですから，誰にとっても容易なことではありません。ここで養育者が子どもの激しい情動，とりわけ負の情動（恐れ，怒り，悲しみなど）をしっかりと受け止めることがとても大切になります。養育者が赤ん坊をあやすように相手をすることによって，子どもの負の情動が次第に治まり，最後には正の情動（喜び，楽しみなど）に変わっていくことが大切になります。養育者が果たしているこのような役割は自己調整的他者self-regulatory otherと言われています。

負の情動があまりにも強く持続することは，人間の心身の成長に深刻な悪影響を及ぼすので，このことは非常に重要なのです。最近ではこのような情動調整affect regulationが人間の人格発達にも深く関与していることがわかるようになってきました（Schore, 2003）。

まずもって子どもの情動を養育者が受け止めて，より心地良い情動へと変え，穏やかな形で子どもに投げ返していくこと，このプロセスこそ子どもが自らの情動を調整することができる（自己調整 self-regulation）ようになる上で、なくてはならない大切なものなのです。

第二十四回　五歳〇カ月　転居後の最初のセッション

引っ越しをはさんで久しぶりのセッション。最も印象的であったのは、A男がとても主体的に行動するようになったことである。両親が先に手を出すとはげしく怒る。怒りの表現がとてもストレートに出るようになっている。

しかし、久しぶりであったため、筆者は長時間両親と話すことになり、A男はTHとふたりでおとなしく遊んでいた。

面接が終わりそうになった時、A男は「ママ、ロボット」と言う。前回の遊びの続きをやりたかったのであろう。A男がブロックを並べて道路を作り、ショベルカーを走らせている時に、ブロックを母親が片づけ始めると、A男は途端に激しく抵抗して、泣き叫び始めた。これまでにないほどの激しい興奮である。「モウイヤダ！」と泣き叫び、しばらく続く。終るまで我慢していたのに、何もしてもらえず、帰ることになったのが気に入らなかったのであろう。

再びTHがブロックを片づけようとすると、激しく抵抗。母親が抱き続けるが、THに「アッチニイケ！」と激しく怒鳴っている。母親にはしっかり抱きついている。徐々に穏やかになっていくが、そばでTHがなでたりしようとすると、「サワルナ！」と絶叫。

しばらく泣き叫んだ後、父親が前回のようにブロックをくっつけてロボットを作り、A男がそれにパンチして遊ぶ。すると次第にA男の気持ちは収まっていく。

しかし、まだ葛藤が強いのであろう。終わりの時間になると、まだ遊びたい、しかし片づけなくてはならないというアンビヴァレントな気持ちが強まってきた。そのため再びかんしゃくを起こすようになった。容易におさまらず、三十分ほど延びてしまうほど。母親がずっと穏やかに相手をし続けたために、どうにか治まっていった。このような情動調整を母親がやれるようになってきたのは、気持ちのゆとりによるところが大きいのであろう。

自己主張が強まっていけばいくほど葛藤も強まり、激しい葛藤行動が出てしまうのであろう。このセッションでのかんしゃくははげしいものであった。

自分を無視されたA男の怒り

今回は転居直後ということで話したいことがたくさんあったために、つい最初から長時間、大人だけで話に夢中になってしまいました。それでもA男は気を遣って我慢していたのです。話が終わったことを感じとって、これから遊ぼうという気持ちになったにもかかわらず、大人たちが自分を無視して帰ろうとしたわけですから、自分をないがしろにされたように思うのは当然で、A男の怒りはよくわかります。反省の一日でした。

怒りがストレートに相手に向けられる

Ａ男がＴＨに「アッチニイケ！」と激しい口調で怒鳴っていますが、この時のことばには実感がこもっていて自然な言い方です。気持ちをストレートに相手にぶつけています。こんなところにＡ男の主体性を感じ取ることができましょう。

普段の会話の時には相手に圧倒されて自分を押し出すことが難しいのですが、ここでは全存在をかけて相手に感情をぶつけています。

ことばの力動感と主体性

相手に対して気持ちをストレートに向けられるか否か、そのことはことばの力動感に端的に現れるものです。相手に対して葛藤が強ければ、ことばのもつ力動感はよわよわしいものになり、相手に届きにくくなります。相手に気持ちを向けることが困難になると、誰に語っているのか分からない、独り言のような響きをもつのはそのためです。ことばが相手によく響き、伝わるようになるためには、主体性が育っていることが大切になります。

第二十五回　五歳一カ月

穏やかな表情で入室。

最初からブロックを使って、前回までと同じような遊びをやりたいようで、母親や父親に「デンシャ」「シール」などとはっきりとことばで要求するまでになっている。過去のセッションでみんなも遊び方が分かっているので、みんなの動きはなめらか。A男もご機嫌で、喜々として小躍りしながら動いている。

機関車を作り始める。しかし、思っていたものと違うと、「ヤバイ（危険である意の隠語）」などと驚くほど場に適切なことばをつかいながら、作り直している。自分の思うようにいかない時にも、かんしゃくを起こすことなく、自分からやり直すことができるようになっている。

前半、父親は筆者と座って話し、母親がA男の相手。

THがそばで手を出そうとすると激しく「ダメ！」と怒っている。母親と二人きりで楽しみたい。二人の邪魔をするな！という強い自己主張。

しかし、両親が筆者と話していると、わがままを言わず、おとなしく一人で黙々と遊んでいる。大人の話が気になって仕方ないということはないようだ。それなりにTHと遊んでいるようにみえる。遊びそのものの楽しさを体験できるようになってきたのであろう。

ブロック遊びも前回までは父親が主導で展開していたが、今回はA男がひとりでいろいろと工夫しながら、必要に応じて母親やTHに手伝わせて遊びを広げていくことができている。

二十分ほど過ぎた頃から父親がＡ男の遊びに参加してくる。

父親は最初は遠慮して手を出さず、Ａ男のやる遊びを見守っている。しかし、後半はじっとしておれず、どんどん自分のやりたいことをやり始め、ロボットを作り始める。Ａ男は父親が何かまた新しいものを作ってくれるのを楽しみに待っている。時に、前回の「オオサマ」遊びをしてほしいと要求。これまでＭ－Ｕで楽しんできた記憶が蘇るのであろう。Ａ男が発することばには必ずそうした体験が反映していることが伺われる。

次第にこれまでのように父親を頼ることなく、自分で思い描いた世界をなんとか再現しようと試行錯誤を繰り返すようになる。Ａ男が自分で真剣に考えてブロック作りをしようとしている様子なので、大人の方も静かに見守ることができる。

自分一人で思うようにできなくても、かんしゃくを起こすことなく、「チガウ」と言って諦めるなど、穏やかに安定して遊んでいる。自分で考えて遊んでいることがとてもよくわかる。

今回はとても満足したのか、シールでくっつけたブロックもみんなではがして片づけるのを嫌がらない。少し未練があって「イヤダ」を言うが、父親が前々回してくれた「お馬」になってくれて、締めくくる。名残惜しそうにしているが、なんとか自分でも折り合いをつけて帰る気持ちになっていく。

先取り的関与は影を潜める

前回の激しい情動興奮が嘘のように穏やかな表情で遊んでいますが、前回の怒りの後にしっかりと丁寧に相手をしていたことがＡ男にとって母親に対する信頼感につながっていったのではないかと思われます。母親の気持ちもとても穏やかになっていて、先取り的な関与が影を潜めてきました。

自己調整的他者と自己調整

Ａ男の遊び方にも大きな変化が感じられます。自分で主体的に考えて工夫しながら遊ぶようになり、そのことが楽しい様子です。過度に依存的になったり、アンビヴァレントになることがありません。そのため、思うようにならなくても、かんしゃくを起こすこともなく、その時の気持ちを素直に適切なことばで表現することができるようになっています。自分の気持ちをこのように自然に出せるようになると、それが自分の気持ちのコントロールにもつながっていくのでしょう。ここに、Ａ男自身による情動調整（自己調整）が可能になってきたことがうかがわれます。自己調整的他者としての母親の関与の蓄積によって生まれた大きな変化です。

第二十六回

前半、父親は姉を連れて他所で過ごす。父親がいないためもあってか、Ａ男は母親と一緒にとても物静かに遊んでいる。

ブロックの上に登って、つぎにボールテントの煙突の中に入ろうとして、ＴＨに入れてくれと要求。Ａ男はＴＨにかかえてもらいやすい姿勢を取って、入れてもらう。しかし、トンネルの口が小さくて、中に入れない。すると、「ハインアイ（入らない）」とA男がすぐに訴える。ことばの口調はやや単調ではあるが、ことばの用い方は自然で適切。分かりやすい。

母親とTHに挟まれながらブロックで前回までと同じように作り始める。しかし、父親がいないせいもあってか、なかなか出来上がらない。

その後、積み上げられたブロックの上に乗って、前回まで父親につくってもらった王様の椅子に座っている。でも母親とTHはうまくA男の期待に応えられず、A男の気分も盛り上がらない。

ずっと物静かで、ブロックを使ってものを作るが、全体的に活動性は低い。しかし、気持ちはとても穏やかで、表情も緊張のない、ゆったりとして、笑顔も時折見せている。でも何を作りたいか、明確でない。そのためブロックを手にとって考えているが、ついに放り投げてお仕舞いになってしまう。

父親が広げてくれるA男の創造の世界

第二十二回から今回に至るまで、父親の積極的参加が目立つようになっています。母親がとても混乱しているこの時期に、父親が前面に出てA男の遊び相手をすることによって、家族のバランスが保たれ、かなりアンビヴァレンスが緩和しつつあったA男にとって、父親との積極的な交流は、A男自身の世界を広げる上で、大切なものとなっています。

父親が創造的な遊びをA男に経験させてやるからでしょう。A男の気持ちが高揚しています。遊びが自分ひとりでは展開できなくても、A男は父親の創造の世界に加わることによって、自分の漠としたイメージがより明確になっていくのでしょう。

ここでは父親が不在であったため、思うように世界が創造できません。父親の果たしている役割の大きさを教えてくれます。

母親とTHがA男を挟むようにして、なごやかに雑談をしている。そのことに対して、A男は嫌がる様子はなく、二人に見守られながら、静かに遊んでいる。しかし、イメージが漠としているため、明確なものはできあがらず、A男自身もどこか手持ちぶさたである。

後半になってA男はブロックを片づけ始めている。

父親が三十七分すぎに入室。母親がA男に、「パパに作ってもらえば」と勧めるが、A男は「カタツケ！」と言って相手にしない。そして「王様ハオワリ！」と苛立ち始める。父親に相手をしてもらいたかったのであろうが、それを素直に表現できない。自分では片づけたくないのに、口では「オカタヅケ」と言ってしまう。非常に強い葛藤状態になってしまい、激しく泣き叫ぶ。

それでも今回は母親に抱っこされることによって、比較的早く穏やかになっていく。

アンビヴァレンスとかんしゃく

父親が前半不在でしたので、A男はどうして遊んだらよいか戸惑うところがあったのでしょう。

しかし、母親とTHは長時間おしゃべりをしていて、A男の遊びに付き合っていませんでした。それでもA男はその間に割って入ることなく、おとなしく我慢して遠慮がちに遊んでいたのです。欲求不満がかなり強まっていました。後半のかんしゃくはそのためです。前回の激しいかんしゃくと同じような要因で起こっています。でもこれまでのかんしゃくとは異なり、父親の前で激しく泣いていました。A男の苦しそうな気持が伝わってくるようです。

この頃、母親の手記に感動的なエピソードが記されています。

母親の手記から

忘れられないエピソード

この頃の私にとってどうしても忘れられないエピソードがある。A男は五歳二カ月。MIUに通い始めて一年数カ月経った二月のある寒い日のことだった。

午後からパラパラと雪が降ってきた。そんなとっても寒い日は、A男とお家でゴロゴロ過ごす。居間の大きな扉の窓に頭をくっつけて仰向けになった私は、自分の方へ向かってくる雪を下から見ながらA男に「こうやって見ると面白いよ！」と教えた。「すごいね〜、たくさん落ちてくるね〜」って。A男も「ワァ〜！」という感じで、二人しばらく見入っていた。

次の日も窓を開けると雪が降っていた。

今度はA男から仰向けに寝て、昨日と同じ見方で雪を見ていた。しばらくして私を引っ張り、（同じことしろ、一緒に見ようよという感じで）誘ってくれた。

こういうゆっくり流れる時間を過ごしていると、雰囲気、空気がホワンとしてきて、お互い穏やかな気持ちになり、ことばなんていらない。一つのことを見て、一緒に感じていられることがうれしかった。

解説

共同注意 joint attention

自閉症の原因をめぐってこれまでにさまざまな仮説が提起されてきました。そのひとつに共同注意障碍仮説（Mundy et al, 1989）があります。私たちがある対象を指差し、子どもがその対象に関心を向け、そこで私たちがその対象のもつ意味を語る。このような三項関係が容易には成立しないというところに、自閉症の基本障碍を想定するのが「共同注意障碍仮説」です。メタ表象の認知機能の獲得（つまりは「心の理論」の獲得）以前に出現する共同注意機能に自閉症では障碍が認められるということで、共同注意の問題が「心の理論障碍仮説」よりさらに基本の障碍だというわけです。

この仮説は、これまでの言語認知障碍仮説や心の理論障碍仮説と比較すると、「共同注意」とあるように、関係を示唆する視点が感じられるところがこれまでの仮説と異なるところかもしれません。しかし、やはり基本的に個体能力障碍の枠組みを抜け出していないように思われます。

私たちに今切実に求められているのは、共同注意にしろ、心の理論にしろ、それらの精神機能がどのような発達過程の中で形成されていくのかを根気強く関わり合いを積み重ねながら明らかにしていくことでしょう。

その意味で、ここに記述されている母親の手記の内容は、日常生活の中で、まさに母子間に共同注意といえる関係が生まれていることを端的に示しています。母子関係の変容過程と照らし合わせて考えると、とても感動的であり、かつ示唆的ではないでしょうか。

第二十九回　五歳三カ月

今日はＴＨがいないので、筆者が最後まで一人で対応。

両親ともにこれまでの反省で、意識して自分たちの方からＡ男を遊びに誘い込むことをしないように心がけているが、自分を押し殺すことになってしまうためかとても不自然でぎこちなくなっている。Ａ男も自分からトランポリンを何度か跳んでみたり、ブロックの上に登って何かをしてもらいたそうにしているが、明確に自分を出せない。両親もどうしてよいやら戸惑っている。

Ａ男がブロックを二個持って立てると、父親も同じようにブロックを二個立てる。四個並べたブロックで、おそるおそるドミノ倒しを始める。これを何度か繰り返すが、あまり楽しめないようで、すぐにやめてしまう。

両親ともにＡ男の動きの後を追うようにしてＡ男と同じ動きを繰り返している。どうしても母親の動きは強すぎてＡ男の存在が薄れてしまう。父親の方の動きはあまり強くない。そのためＡ男は父親の方に気持ちが向きやすくなっている。

トランポリンで跳んでいる時、両親がそばにいて見守っていたが、父親の方に飛び込んでいく。なぜか母親への接近には回避的である。

両親と筆者がＡ男との関わり方について真剣に話し合っているのがわかるからであろうか、Ａ男は両親と筆者に囲まれるようにしてそばでひとり大人しく過ごしている。しかし、葛藤が強まっていたのであろう。ひとりでシーソーに乗ったＡ男に独り言と奇異な手指の動きが出現している。両親と筆者は話しに夢中でＡ男の動きに気がつかない。

介入と助言

両親はA男の遊びをじっくりと見守って相手をするように努めていましたが、A男の何をしたいのかが読みとりにくいことを筆者は取り上げて話し合うことにしました。両親、特に母親には、遊びを充実させてやりたい、楽しくさせてやりたい、治療をより充実したものにしてやりたい、という思いがいまだ強いのです。

だからなのでしょうか、A男とどのように関わったらよいか、A男との距離の取り方が難しいと感じて、両親はとても困惑していることが語られました。

母親がなぜこれほどまでに一所懸命に働きかけようとするのか、その点を取り上げていきました。（親にとって）望ましい方へと努力しようとする姿勢が強いことを指摘していくと、母親の口から、少しでも楽しくしてあげたいという思いとともに、A男から頼りにされたい、甘えてもらいたいという願いが強いことが語られるようになりました。これは母親が自分の親に対して良い子であって初めて認めてもらえたということと深く関係しているのではないかと一緒に考えていきました。

そのあと、父親らしさ、母親らしさについても考えていきました。

母親はＶＴＲＦＢで次のような感想を述べています。

親が親らしくしていれば、子どもも子どもらしくなる。確かにそう思うけれど、なかなか今まで築いてきたものを変えていくことは大変なことと思う。いつも治療が終わって二〜三日は気をつけても、また元に戻ってしまっていることが多い。

頭では分かったつもりでも日常生活に戻ればいつもの自分が出てしまう。そんな大変さが正直に語られています。

第三十回（三月二十九日）

前回と同様、ＴＨがいないので、筆者が最後まで一人で対応。

最初からごろごろブロックの上に寝転がっている。そばで両親と筆者がA男を囲むようにして話し合っている。A男は大人の話を聞いていて、穏やかな表情を浮かべている。何もしようとせず、大変おとなしい。依存的になっていると思われるが、母親の方にべたべたすることはない。おやすみにしましょう、とA男を呼び寄せると、おとなしく筆者の膝枕で横になっている。

ＴＨの不在はかなり大きいのであろう。両親の面接の間、A男は見るからに寂しそうな感じを受ける。

しかし、この回は両親もゆったりとして過ごしているので、A男も安心したのか、母親に近づくと背を向けて膝の上に横になって、気持ちよさそうにゆったりしている。両親に挟まれながらごろごろと過ごしている。

後半になると、少し動きが見られるが、どうも帰りたそうにドアの方に近づいている。父親が抱っこをしてやると、うれしそうにしばらく抱かれていたが、自分からのけぞってふざけた感じで降りようとする。それをみて母親が代わりに抱っこ。しかし母親に抱かれると、すぐに降りていく。

一見無気力にも見えるが、依存的になっているのであろう。それでも母親に直接甘えることは少なく父親や筆者の方に頼ってくる。まだ母親に対して葛藤的になりやすい。それだけ甘えたい気持ちが強いからなのであろう。

さほど遊んだようには思えないセッションではあったが、終わりも抵抗なく、自分から帰ろうとする。

介入と助言

母親はA男がしたいことをどのように手伝ってやればよいか分からないと困惑気味です。そこで筆者は何かしようと思わなくてもよいことを伝えるとともに、A男が甘えたそうにしている時は、A男と一緒になってごろごろしていればいいですよ、A男が依存的になっている時には、活動を誘発するような刺激を与えず、一緒にゆったりするように心がけることが大切なのです、と助言しました。

第三十一回（四月十二日）のセッション以後、しばらく家業が忙しく休む。

この頃A男は久々に保育園に通い始めます。母親の手記に当時の様子が描かれています。

母親の手記から

再登園

五歳四カ月。

八カ月ぶりに園に通い始めたA男。

園のテラスのところまで来ると、クラスの子たちが「あ！　A男くんだ！」「先生、A男くん来た！」と駆け寄り、あっという間にみんなに囲まれた。A男はうつむきながら、でもうれしそうに照れ笑いしながらお部屋に入っていった。いつも温かく迎え入れてくれる子どもたちに本当にありがたく感じている。

先生のお話では、A男は園のお友達から刺激を受けて、みんながやっていることを興味深げに覗いてみたり、触れてみたりするらしい。お遊戯の曲や大きな音に敏感なA男に気遣い、Y子ちゃんはA男の耳を押さえてくれた……など、お話を聞いて、母親の私が与えてあげられない子どもたちとの関わりの中でのふれあいや、子ども同士の世界の大切さを改めて実感した。

ある日、早めに迎えに行った私に、同じクラスのT男くんが駆け寄り、「おばちゃん！ 今日A男くんいっぱい笑ったよ」って言ってきた。T男くんの口から思わず出たことばと、五歳の子ども（その子）の視点、感じ方のすごさに驚き、感動し、とてもうれしかった。

その後、私が悩んだり立ち止まった時、T男くんのことばで頑張る力と元気がわいた。

第三十二回　五歳七カ月

四月、ＴＨが他の女性に交代。およそ四カ月ぶりのセッション。

A男は無理のない動きで、最初は母親にまとわりついて甘えている。

母親がボールの上に乗って、うまくころがりながら降りると、それを見て自分もまねをしようとする。模倣することが増え、しかも器用にこなしている。

両親との面接が始まると、ＴＨと一緒に（というよりもＴＨはそばで見ているだけで）やりたい遊びを自分なりにやっている。久しぶりに野菜切り。その時、母親とＴＨがＡ男を挟むようにしてそばにいたが、「イヤ！」と両手で母親とＴＨを押しのけようとする。自分のペースでやりたかったのであろう。

その後、ままごと遊びで料理を作っている。そばにいたママに「デキタヨ」と料理を勧めている。自然な流れでの発語で、とても良い感じである。

まだまだ母親の応答、働きかけが強すぎる感じは否めないが、Ａ男自身がしっかり自己主張するようになりつつあるために、比較的安心して見ていられるようになっている。

ままごと遊びの流れで、Ａ男は甘えた声を出して母親にまとわりついて、抱き合っている。母親があやすと、うれしそうに応答している。

Ａ男がふざけて足に標識を挟んでごろごろしている。それを母親は、変なことをしているね、とふざけて応じている。Ａ男もへらへらと笑っている。子どもらしいいたずらを母親もうれしそうに受け止めて相手をしている。「こんなことをして！」、と母親が強調すると、Ａ男はふざけて、標識を母親の口に入れようとする。母親は嫌がる。Ａ男はますます調子に乗り、うれしそうにじゃれている。和気藹々とした交流が生まれてきている。このようなリラックスした雰囲気は初めてである。

ところが筆者が二人に「楽しそうだね」と声をかけると、すぐさまＡ男は母親から離れてしまう。

その後Ａ男は再び母親のそばに寄っていって、まとわりつく。母親の体や胸を触っているが遠慮がちである。それでもこれまでに比べると随分とはっきり甘えている。その後、母親に抱かれながら、初めてはっきりと胸を触っている。

しばらくしてフープで遊び始めるが、元気はなく、あまり遊びたそうな感じはない。ちょっと遊んではごろごろし始める。

終了時間になると、母親に抱かれて帰ろうとする。極めてスムーズな切り替え。

母親への甘えが非常に強まってきた。母親に抱きつきまとわりついて離れない。母親はそのことをとてもうれしそうに報告している。

急速に強まってきた甘え

甘えがこの回では急速に強まってきています。徐々にアンビヴァレンスが緩和されてきたことがわかります。受け入れる側の母親の気持ちにゆとりが生まれてきたからでしょうか。A男は安心して母親に甘えることができるようになっています。

周囲の様子に敏感に反応して遠慮するA男

しかし、筆者が声をかけたり、父親が入ってくると、A男は途端にそれまでの甘えた態度を引っ込めて、何もなかったかのような態度をとります。甘えることに対する罪悪感のような気持ちが少なくないことがうかがわれます。A男は周囲に対してとても神経を使って行動しているのだということを再認識させられます。

介入と助言

Ａ男は筆者や父親の動きにとても神経を使って行動していることを取り上げ、Ａ男の繊細な反応について両親に考えてもらいました。両親は驚いて聞き入っていました。Ａ男のこのような繊細な気持ちに、私たち臨床に従事する者も気づく必要があります。

両親はＶＴＲＦＢでこの時の感想を次のように述べています。

ずっと私に甘えている中、先生が部屋に入ってくるドアの音を聞くと、Ａ男はドアの方を見た。その後すぐ父親が入ってくると、それまで甘えムードだったのに、急に遊びだした。Ａ男がどれだけ私たちの様子を見たり聞いたりしているかを思い知らされる。

Ａ男がこれほどまで神経を使っていることに今回のビデオで初めて気づいた。あまりの繊細さに驚き、Ａ男の過敏な心にもっと早く気づいてあげたら……と心底思った。そういうＡ男の気持ちをこれから見逃さず、私たちが受け止めてあげたい。母性の敏感さを大切にしていきたいと思う。

第三十三回　五歳七カ月

父親と一緒に入室して数分はうろうろしていたが、母親が会計を済ませて入室してくると、すぐ母親に抱きつく。しっかりとしがみついている。母親がＡ男を振り回そうとすると、Ａ男はすぐに降りてマットの上にごろんと寝ころぶ。母親もA男に向き合って寝転がる。A男は母親の髪の毛をいじりながらじゃれている。母親も穏やかに相手をしている。A男は母親の胸を触りたそうで、シャツの中に顔を突っ込んだり、胸に顔をくっつけたりする。母親の片足にしがみつき、抱きかかえてもらって、甘えている。それでもA男はどこか遠慮がちである。ビデオカメラが回っていたり、そばで父親が筆者と話し合っていたり、THがそばで見守っていたりすることを考えると、当然かとも思う。

それでも穏やかで静かな空気が流れている。

一度は抱かれていた母親から降りてもすぐにまた母親にしがみつく。ブロックの陰に隠れて、かくれんぼ。母親にみつけてもらうとうれしそうで、また隠れる。そんなことを繰り返す。

包丁を扱いだしても、鏡に映った二人の姿を見て、思い出したように急に母親にしがみつく。そのままマットに寝転がって母親と二人でお寝んね。母親がそばにあったトランポリンを手で打って以前やっていた遊びをやろうとしている。A男は母親の腕を自分の方に引き寄せて、しゃぶり始める。どこか遠慮がちにしゃぶっている。

A男はじっと母親を見つめながら、時にしがみつき、また離れて見つめ、再びしがみつく。そんなことの繰り返しが続く。

母親のシャツの中に足を入れたくて、「イレテ」と要求。さすがに母親も戸惑いつつ相手をしている。ふざけ合いながら楽しそうに過ごす。

A男は母親に対して濃厚な抱擁やキスをし続けている。母親もうれしそうで、ふたりだけの世界が展開。後半ずっとＡ男は母親にしがみついて、ごろごろしながらじゃれて戯れている。とても穏やかで、ほのぼのとした心地よい雰囲気である。

ソファにすわって見ている父親が、「安心してみておれますね」と言う。これまでこんなことはまったくなかったと述懐している。母親も「今まで、こんなに甘えたことはなかった」と感想を述べる。

しっかり甘えることができ始める

Ａ男の母親への甘えは随分と強まり、身体接触を執拗に求めるようになっています。Ａ男の甘えを母親がしっかりと受け止め、喜びを感じ取ることができるようになったからこそ、Ａ男も自分から甘えをストレートに表現できるようになってきたのでしょう。

Ａ男のまとわりつきに対して、母親も以前のような周囲への気遣いは減って、自信がうまれたのでしょう。Ａ男が自分のシャツの中に足を突っ込んでくるような仕草にもうれしそうにじゃれながら対応できるようになっています。それでもどこか遠慮勝ちなところが見られるのは、周囲への気遣いがまだまだ強いのでしょう。

日常生活場面でもＡ男は母親に甘える様子がよく描かれています。

スーパーでＡ男と買い物していると、抱っこしてと要求してくるので、右手にかご、左手にＡ

男と、重たいけれど抱っこしていると、「ママ！　ママ！」と私にチューをしてきて、ずっと甘えている。

最近本当にどこへ行っても困らない。こちらの言うことをしっかり聞いて、分かってくれるので、一年前に比べると嘘のよう。

第三十五回　五歳十カ月

この数回のセッションでは母子の密着が強まっているので、父親と筆者は世間話を交えながら話すことがほとんど。母子ふたりは安心して見守っていればよい状態である。

最初、シーソーに乗っていたが、母親がシーソーを斜めにして倒れそうにすると、A男は「ヤメテー！」と即座に応答。ことばの使い方が自然である。

その後、いつもの包丁、ミニカーを扱い始めると、母親のそばに近づいて、いつの間にかもたれかかって甘え出す。遊びそのものに熱中することはなく、甘えモードが強い。A男が足を母親の方に伸ばしてまとわりついていると、母親はA男の足を使ってじゃれようとするが、気持ちが穏やかなので、静かで良い雰囲気が続く。

A男は常に母親のそばから離れず、おもちゃを扱って遊んでいる。それを母親が座って見守っている。

トランポリンの上で飛び跳ねずに座っている。母親が来たら抱っこを要求して抱かれる。母子ともに幸せそうな表情である。

その後、ブロックに移動して登り始める。高い所に登ってうれしそうにしている。小さなブロックで何かを作ろうとするが、集中できず、そばにいる母親に肩車をせがんでまとわりつく。声にも全身の動きにも甘えたそうな感じがよく表れている。

母親とＴＨに支えてもらいながら玉転がしのように円柱ブロックの上に乗り、転がして遊ぶ。とても母親を頼りながら遊んでいる。

終わり頃になって珍しく樽の中に入り出す。中に潜って母親と戯れている。本当にうれしそうな声を出して遊んでいる。ほほえましい光景。

ボールにしがみつくようにして遊んでいても、わざと母親の方に倒れかかるようにしてまとわりついている。少し活動的になってきたが、まだ甘えモードが色濃く混在している状態である。

その後、五～六週間、Ａ男の喘息や熱発、母親もひどい便秘など、母子ともに心身症反応を起こして、欠席がちになった。ＭＩＵに来ても、どことなく元気がなくて甘えた調子で、Ａ男は一時間のセッションの途中で帰りたがるほどである。

精神療法過程で起こる心身の反応の意味

この時期、母子ともに自律神経症状を中心とした心身の反応が目立つようになっています。精神療法の経過中、このような反応が起こることはしばしばあります。これは非常に重要な兆候です。母子関係に大きな変化が生じたために、母子ともにそれまでの心身のバランスに大きな変化が起こっているのです。この現象は新たな心身のバランスの構築が起こりつつあることをも意味しています。

第九回の前に、A男が風邪気味になってMIUを休んでいますが、この時期を挟んでA男の甘えが一段と強まり、母子の心理的距離が縮まっています。ここにも同様の現象が起こっているとみてよいでしょう。

第三十九回　六歳〇カ月

入室すると新しいビニール製の鯨の形をしたボールテントが置かれている。母親がそれをめざとく見つけて、「A男ちゃん、（上の穴に）入れるよ」と誘うと、A男も「ハイレル？」と応えて、さっそく入っていく。母親とA男の交流は自然に近い流れを感じさせる。

フープを手にとって、腰で回してフラフープを始める。しかし、うまくできないと「ア、デキナイ。

トッテモダメダ」と自分の気持ちを思わずことばで表現している。母親のことばをすぐに取り入れたり、母親の語りかけにすぐに応じたりして、ことばによるコミュニケーションが少しずつ自然な形で、その場にふさわしい形で行われるようになりつつある。

これまでのセッションに比べると、より活動的にはなってきたが、時折母親の膝の上にすわって、背を持たれて甘えている。それでもこれまでとはかなり雰囲気が変わってきている。ことばもより一層自然に出るようになっている。甘えモードの時には発語はほとんど見られなかったのとは対照的である。

新しい玩具がいくつか入っているのを母親と一緒に見つけて、さっそく遊んでいる。A男の自発的な動きがよく見られるようになるにつれ、母親はゆとりを持ってつきあえるようになっている。そのためか先取り的な関与が影を潜めてきている。

筆者も安心して見ていられるようになりつつある。

徐々に弱まりつつある甘えと盛んな発語

甘えがとても強い時には情動水準のコミュニケーションが中心になるので、ことばを発することは少ないのですが、この回ではA男のことばが随分とはっきりみられるようになっています。いまだ依存的な面は認められますが、次第に弱まりつつあるのでしょう。A男の能動的で自立的な側面が次第に前面に出てきつつあることをうかがわせます。

第四十回　六歳一カ月

ボールテントのフタを取って、上の穴をふさごうとするが、うまくできない。そんな時にA男は、多少ぎこちない言い方ではあるが「ザンネン（残念）」と、今の気持ちをことばで表現するまでになっている。

玩具を扱うのも、興味の抱き方も、母子の間で大きなズレはなく、母親が思わず面白そうなものを指さすと、すぐにA男もそちらに注意を向けて、一緒に移動して遊び始める。

ブロックを縦長に立てて、その上に腹這いで乗ろうとする。ぐらぐら揺れるのを確かめながら、目の前に立って見守ってくれている母親の方に倒れかかって、抱きかかえてもらい、うれしそうにしている。こんなことを数回繰り返す。母親への信頼感の表れを示しているといえよう。

A男の仕草を母親が模倣するため、A男は面白がって、母親の反応をさらに引き出そうと何度も同じ仕草を繰り返す。母親が雰囲気を盛り上げようとことさらひょうきんな格好をしてA男の仕草を模倣すると、A男も母親の反応に注目して、ひょうきんな態度を取るようになっていく。

母親の意図とA男の意図とが交錯し合って、互いに相手を意識した面白いやりとりが繰り広げられている。

第四十一回

前回と同様に、A男が何かをすると必ず母親が模倣しておどけているのを期待して、A男はブロックを両手に抱えてしばらく母親の動きを見る。そうして両者が見つめ合い、思わず楽しそうな反応を見せる。

母親のひょうきんな動きが今回はA男自身の中に取り込まれて、A男もそのように振る舞い、母親がそのようにやってくれることをどこか期待しながら誘いかけるような視線を母親に向けている。

半円柱形のブロックを床に転がし、その上に乗ってバランスをとって母親に両手を支えてもらう。支えてもらいながら揺れるのが楽しいらしく、戯けた感じでやっている。次に自分から円柱形のブロックを取り出して、その上に乗ってバランスを取って進もうとする。倒れそうになるのが楽しいようで、母親とどこかふざけた雰囲気を楽しんでいる。

前回までやった遊びを再現しながらも、その時にどのようなことが起こったか（母親がどのような反応をしたか）を想起し、その再現を期待して振る舞っているのがよくわかる。

明らかに自分からいろいろと工夫して遊ぶようになっている。あまりに母親が同じ動作を執拗に繰り返すと嫌なようで「イヤ！」と強く母親に言うこともある。それでも母親が付き合ってくれることは楽しい様子。

先取り的関与からやや過度な同調へ

これまで目立っていた親の先取り的関与が少なくなってきました。それに代わるようにして、母親はA男に対してやや過度とも思われるほどに、A男の動きを模倣するという同調的な関わりをもつようになりました。前回のＶＴＲＦＢで母親が述べているように、少し無理して付き合っている感じは否めず、気になるところですが、A男は母親とのややおどけたような交流を楽しんでいる様子です。

母子ともに互いの意図を感じながらやりとりを楽しむ

ここにみられる母子交流はこれまでにない興味深いものがあります。A男は母親が次に何をするのか、その様子をうかがいながら、すぐに自分も呼応し、それに母親がどのように応じてくれるかをうかがっています。このような交流では、明らかにA男は母親の主体的な動きや意図を感じ取りつつ、自らも主体的に動いています。互いに相手の動きや意図を感じ取りながら呼応するという役割交代が、A男と母親を夢中にさせていることがわかります。

介入と助言

母親がA男に同調することが過度になりすぎると、A男も自発的な動きがとれなくなってしまう危険性を感じたので、そのことを取り上げて一緒に考えることにしました。あまりに周囲の期待に応えようとして合わせすぎてきたことが今回の動きにも反映しているのではないかと感じたからです。VTRFBの感想で母親は「いまだに私自身ここに来ると、何かをしなくてはいけないと考えたり、行動してしまう。そのことがA男をぎくしゃくさせてしまうし、楽しんで遊べていないように感じる」と述べているように、母親にも納得できるところがあったようです。終わり頃にはA男は母親に抱かれて安心しています。A男は穏やかで安定しているのが印象的でした。

第四十二回

予定の時間を一〇分ほど遅れて来室。遊び始める時、どことなく恥ずかしそうにして母親に寄り添いながら、「ア、ゾウサン（ボールテントのこと）ダ！」とうれしそうに遊び始める。母親の手を握り、しばらく寄り添ってもらいながら、ブロックの上に登る。

筆者が入室して母親に挨拶をしながら、父親が一緒にいないことに気づいて、母親に「パパは？」と尋ねる。母親が「パパは……」と言い始めると、A男もすぐその後に続いて「パパハ」と同じような口調で模倣している。前々回から続いている母親の仕草の取り入れがことばの面にも認められる。

筆者は最初から母親と面接。THがずっとA男の相手をしている。

A男は遊びながら、さかんに母親が見てくれているかを確かめている。

ボールテントに入ろうとする時、THが手伝おうとすると「ダメ！」と強い口調で自分の意志を伝えている。遊んでいて面白そうなことがあると「アー！」と気持ちのときめきが声になって素直に出るようになっている。そのため、遊んでいてとても自然な感じで、付き合っている母親もTHも楽しそうである。

前回始めた円柱形のブロックを使った玉乗りを、THに手を支えてもらいながら、何度も試みる。うまくやれるようになると、筆者と話している母親の方を向いて、注目してもらいたそうにしている。

ＴＨの手助けも、必要な時にはごく自然に抵抗なく求めているし、自分で！という思いの時にはしっかり主張するようになっている。

玉乗り、その後、滑り台へ、さらには樽の中へ、といつもの遊びが続くが、ひとつの遊びに随分と集中できるようになっている。

介入と助言

母親が常に周囲の目を気にして振る舞っていることについて、それがどのように今の母子関係に反映しているかを考えていきました。

ここに来ると、何かして遊ばなくてはという気持ちが強いといいます。筆者の前でいかにして楽しく遊べるか、いろいろと努力しなければという思いが強いのです。子どもの様子をありのままに見て、それを通して子どもの気持ちを捉えて受け止めるという構えではなく、筆者に見られているため、何かいつも努力しなければという思いが強いのでしょう。そのためつい自分から何か行動を起こしやすいことが話し合う中でわかってきました。

以上、「山あり、谷あり」の繰り返しの中で、Ａ男は無事保育園を卒業することができました。その様子が手記に描かれています。

母親の手記から

卒園式での「アリガトウ」

卒園式当日。

朝起こしに行くと、やっぱり「保育園行カナイ！」と嫌がる。何日か前から卒園式の練習をしていて、当日何か言ったりやったりしなければいけないことが分かっていることもあって、普段より強い口調で嫌がった。

私たちは夫婦揃って式に出席するために、黙々と準備していた。私たちが着替えをしていると、その様子を見ていたA男は朝食を取りながら、突然「ウン！　保育園行クヨ！」「アリガトウゴザイマスッテ言ウヨ！」とはっきり言い、自分からドンドン着替え出した。決心した！という感じで自分に言い聞かせるように。

それから園に着くまで一度もグズグズ言わなかった。

しかし、A男は卒園生入場の時から泣き出し、T先生と手をつないで会場に入ってきた。式の間中、ずっと泣いているA男の隣に私が座り、A男は「オ家ニ帰ロウ！　オ家帰ル！」と泣いている。私は背中を擦りながらA男の手を握ったまますずっとそばにいた。

卒業証書授与が始まり、A男の順番が来ると、T先生は涙、涙で「〇〇A男君！」と呼んでくれた。A男は泣きながら、声をしゃくりあげ、「ハイ！　ボクハ保育園ガンバリマシタ」と言い、何度も私を見て振り返りながら、園長先生のところまで行って証書を受け取り、お辞儀をし、「ワーン！」と泣きながら私のところに戻ってきた。私にまで「アリガトウ！」と一言言って証書を渡してくれた。

感動して私もボロボロだった。その後のお歌も、泣きながら、私に抱っこされながら、歌った。一生懸命頑張って無事卒園式を終えることができた。式の間中、泣いている子はA男一人だったけど、最後まで頑張れたA男を主人と一緒に見ることができたこと、式に出席できたこと、とても良かった。

園に通えた日数は少なかったけど、保育園で先生方に見守られて過ごしたこと、お友達の優しさに触れたこと、A男もきっと覚えていると思う。

T先生はこう言ってくださった。

「A男君がいたことでクラスの中が温かくなって、みんながやさしくなれました。先生たちが教えてあげられないとっても大きなことをA男君は教えてくれました。A男君、ありがとう。」

私にとって何よりうれしいことばとなった。

A男にとって初めての集団生活であり、人と触れ合うことの難しさを経験した。

私もA男と一緒に泣いたり、笑ったりした保育園生活だった。

家に帰って「よく頑張ったね」と言うと、うれしそうな笑顔のA男。本当によく頑張った。

思い出に残る卒園式だった。

四月からA男は小学校に入学することになりました。入学当初はA男の緊張もさることながら、両親も心身の反応を起こすほど親子ともに大変な様子でした。それでも以前のような力みは消えて、無理なく過ごすように母親は努めています。今後もいろいろなことが起こるでしょうが、ＭＩＵでのセッションは終了し、以後月に一回母親との面接を継続することになりました。

第五章　親と子のこころのそだち

親子関係の変容過程を読み解く

第一段階　A男の関係欲求をめぐるアンビヴァレンスを緩和する

関係発達支援において最初に目指したことは、A男にみられる関係欲求をめぐるアンビヴァレンスを緩和し、母子の関わりを肯定的なものにしていくことでした。そこで筆者が実際に行ったことは、母親の不安と焦りの中での関わりをいかにして穏やかなものにしていくかということでした。そのため、母親の具体的な関わりを取り上げて、助言を繰り返していきました。このことは当時の母親にとっては「ほとんど私（母親）のA男への接し方（言い方）への注意」に思えたに違いありません。「この時期、正直言って辛かった。何をどうしたらいいか分からなかったから」というのは母親の率直な気持ちだったのでしょう。この段階で筆者がもっとも心を砕いたのは、子どものさまざまな動きが養育者との関係の中で起こっていることに気づいてもらうことでした。セッションの中で「いま、ここで」起こっていることを具体的に取り上げながら考えてもらうと同時に、VTRFBを試みたのもそのためでした。

第二段階　母親の過度な同調が再びA男のアンビヴァレンスを強める

これまでの母親の過剰な働きかけが背景に退き、次第にA男自身が前景に浮かび上がることによって、A男の気持ちがさまざまな形で表に現れやすくなっていきました。そこで目立ち始めたのが、母親に盛んに頼ろうとする行動、すなわち母親参照行動でした（第四回）。しかし、母親は以前の自分主導の関わりに代わって、過度に子どもに自分を合わせようとするようになっていきます。そのため、A男は母親に頼ることに対するアンビヴァレンスが強まり、過度に自立的にふるまう姿を見せるようになっていきました（第五回）。

この時期、母親は自分の子育てに対して自信を失い、「頭の中が真っ白」になってしまうほどでした（第四回）。

第三段階　A男の自己主張が強まるにつれ母親の新たな不安が生まれる

A男の自己主張はその後ますます強まっていきますが（第六回）、それにつれて母親に新たな不安が再び顔をもたげ始めています。A男のわがままがこのまま助長されていくのではないか、しつけをしなくてはいけないのではないか、という迷いでした。A男が自分を自由に出せるようになってきたことはうれしいのですが、その反面自己主張が歯止めをなくしてどんどんエスカレートし、わがまま放題の子どもになっていくのではないかという不安でした。

母親は子どもに対して自分にもっともっと甘えてほしいと願う一方で、子どもの自己主張が強まることに対して強い困惑を示すようになっていったのです。

その後、Ａ男は風邪症状で熱発し、二週間ほど休んでいます。母親のみならず、Ａ男も心身反応を起こしたのではないでしょうか。

第四段階　強まる甘えと自発性の開花

熱発で母親の看病を受けたせいもあるでしょう。第九回ではＡ男の甘えが急激に強まっています。それと同時に自発性、能動性が開花したように表によく現れるようになっています。父親もＡ男の動きに合わせて遊びにつきあってくれるようになり、両親とＡ男との関係はこの時期、これまでにないほど平和的になっていきました。

第五段階　母親の過度な同調とＡ男の母親に巻き込まれる不安

Ａ男の積極的な反応を見るうちに、母親は一緒に遊ぶことの面白さを少しずつ実感するようになっていきました。すると次第に浮かび上がってきたのが、母親の過度にＡ男に同調する関わりでした。Ａ男のやることをうんと褒めて、どんどん遊びを促していきます。Ａ男の一挙一投足に注目し、熱心に関わろうと努力していったのです（第十回）。

しかし、それがあまりにも強すぎて、A男にはとても侵入的に映るようになっていきます。A男は自分を失うような不安を起こすようになっていきました。その具体的な反応が、激しい「イヤダ！」の連発だったのです（第十一回）。

第六段階　母親はA男に突き放される不安を抱くようになる

A男の自己主張である「イヤダ！」は（第一六回）、母親の困惑を生み、どのようにしたらよいか不安はどんどん強まっていきました。不安に突き動かされて母親はA男に懸命に関わろうとするのですが、そのような母親の関わりをA男はますます拒否するようになっていきます。このようにして両者の間には負の循環が再び生まれていきました。そして、ついに母親はA男によって自分が突き放される不安、すなわち見捨てられるような不安を抱くようになっていったのです。そのことを最も印象づけたのが、母親がA男とじゃれるようにしながら、まるでA男にしがみついているようにみえる場面でした（第十七回）。

第七段階　母親自身の子ども時代の姿が蘇ってくる

この段階で次第に明らかになってきたのが、過度にA男を褒める母親の姿は、子ども時代に自分の母親に褒めてもらうために懸命になって頑張っていた自分の姿と重なるということでした。この時期、母親はこれまでにないほどつらい思いをしながら、自分の過去を想起していきます。そして「頭ではわかっても実際にはどうしてよいかわからず」混乱の時期がしばらく続くことになります（第二十回）。

このようにして母親はA男と自分との関係が、自分と自分の母親との関係と深くつながっていることに気づくとともに、同じように自分が子ども時代に母親の期待に応えようと懸命に頑張ってきたことに気づいていったのです（第二十二回）。

こうした母親の洞察は、その後の母子関係に強い影響を与えていくことになりますが、それはすぐに起きてはいません。

洞察が得られた当初は、母親のA男への関わりにはいまだぎこちないものがありました。

第八段階　転居によって母親の気遣いが軽減される

母親の困惑が父親によってかなり救われていたこの時期に、同時に家庭環境に大きな変化が起きました。同居していた祖父母とA男親子両世帯の間に転居を機に距離が生まれることによって、それまでの母親の気遣いが随分と軽減されていきました（第二十四回）。

第九段階　父親がA男の創造的世界を広げる役割を果たす

A男は母親に対してアンビヴァレントではあっても、やはり母親への甘えたい気持ちを次第に明確にあらわし始めていきました。その過程で明らかにA男はたくましくなり、外界への好奇心が高まっていきました。その段階でA男の気持ちに応えてくれたのが、遊び場面で付き合ってくれた父親だったのです。A男の好奇心に満ちた遊びの世界、創造的な世界を父親は具体的にA男の目の前で展開していってくれたのです（第二十六回）。そんな父子の交流を母親がうれしそうに眺めながら、ゆったりとした気持ちでA男を見守ることができるようになっていきます。

第十段階　A男は安心して母親に甘えるようになる

先のような父親の積極的な関与は、母親にとっても随分と救いになり、家庭環境の変化と相まって、母親の気持ちに大きなゆとりを生んでいきます。A男はそうした母親の変化を敏感に感じ取り、これまでにないほど安心して母親に甘えるようになっていきました（第三十二〜三十五回）。

この時のA男の甘えは、これまでにないほどストレートなものではあったのですが、けっしてすぐにそのような形で表現されたのではないことは強調しておかなければならないでしょう。興味深いのは、やはり当初は強いためらいをみせながら、徐々に甘えが表現されていったことです。ここにもA男の日頃からの用心深い警戒的な一面がとてもよく示されています。

第十一段階　A男は保育園に再び通うようになる

母親に安心して甘えるようになっていったA男は、まもなく長い間休んでいた保育園に急に自発的に通い始めました。そして無事卒業式を迎えることができたのです。母親との間で基本的信頼感、安心感が育まれていくことによってA男は初めて社会に目が向き、出て行くことができるようになったのでしょう。

自閉症とこころのそだち

A男のアンビヴァレンスはどのようにして生まれてきたか

これまでの経過を振り返ると、第一に、A男の側に認められたアンビヴァレンスは、母子関係のありようによって大きく、激しく動揺を繰り返しています。関係が良好になったかと思いきや、新たな緊張が生まれる、そんな変化を繰り返しています。

経過の中でも論じていますが、私たち人間のこころは両義的であるというところに問題の起源があるのです。人は人とつながりあいたいという思いをもつ一方で、自分は自分らしく生きたいという思いをも抱いているものです。このような相反するような思いが、人間関係を複雑にしているのです（鯨岡、一九九八）。

子どもは生まれた時には、養育者に全面的に依存しなければ生きていけない状態にあります。多くの場合、養育者は育児に没頭することによって、子どもの本能的な欲求を満たしてやるように関わっていきますが、養育者自身は子どもに比して、これまでの人生の中で、さまざまな体験（楽しいこともつらいことも）を積み重ねてきています。そのことは養育者を育児に没頭させることに対して、さまざまな次元でもって難しさをもたらします。このことが子どもの養育者への思いをきわめてアンビヴァレントなものにしていく大きな要因となっているのです。子どもは養育者にさまざまな気遣いをしながら、養育者との物理的および心理的距離を微調整しながら日々生活しているのでしょう。ＭＩＵで見せたＡ男の両親や周囲の大人に対する繊細な気遣いは、子どもなりの懸命に生きようとする姿を現しているといえるでしょう。

動因的葛藤行動はどのように推移していったか

ＳＳＰに示されたＡ男の痛々しい（動因的）葛藤行動は経過の中でさほど順調に治まっていきませんでした。

最初認められた葛藤行動を具体的に列挙すると、独語、一人芝居（空に向かって爆発的にことばを発する）、不随意運動の数々（具体的には音声チック、運動チック、手指のジスキネジア様運動など）でした。

初期段階でA男の自己主張が強まり、アンビヴァレンスが緩和され始めると、初期に認められたような痛々しい葛藤行動は治まっていき、その後は、習癖のような印象さえ与える程度に軽減され、さほど痛々しさを感じさせないものにはなっていきました。

このように一見すると順調な経過を辿ったかにみえたのですが、母子間のアンビヴァレンスが再び強まっていくと、A男の葛藤行動は再現するようになっていきました。

何事も自分でやりたい、邪魔されなくない、という自己主張が強まっていく一方で、A男は自分ひとりでは何事もうまくできないという壁にぶち当たります。そのような場面に遭遇すると、通常は母親に頼ってどうしたらよいかその手がかりを得ようとします。母親参照ですが、この段階ではA男はいまだ母親に対してアンビヴァレンスが強かったのでしょう。全面的に母親に頼ることができなかったのです。そのため葛藤行動の再現へとつながっていきました。

母子双方の両義的な気持ち

このことがA男と母親との関係の中で如実に現れてきたのが、第十三回です。A男が次第に母親に頼り始めてきたのですが、なぜか全面的に頼れないアンビヴァレントな態度が目立ち始めています。A男は母親に全面的に頼ることによって、自分が母親の期待に沿って行動することになり、その中で自分を失う不安を感じ取ったのではないかと思われるのです。母親参照という心の働きは、一面では母子関係の美しい肯定的な側面を映し出しているように語られやすいのですが、実はさほど単純ではないのです。A男は母親と繋がりあいたい、しかし、そのことによって自分を失うのではないか、つまりは自分らしさをなくしてしまうのではないかという不安が生じて、そこに再び母親に対するアンビヴァレンスが強まっていったのです。

A男の情動が開放されていけばいくほど、関係欲求は高まっていきますが、そのことはA男のアンビヴァレンスをさらに強めていくことになりかねないのです。その端的な現われが、A男の動因的葛藤行動の再現なのです。

A男の主体性をめぐる問題――他者によって容易に動かされてしまう

第一回のSSPでも示されていたように、A男は何か他のことに気が向いているようにみえても、母親や父親の誘いかけにいとも簡単に乗ってしまっています。それはなぜかといえば、一見何かに夢中になっているようにみえても、A男はいつも周囲に対して警戒的な構えを崩していなかったからではないかと思われるのです。常に警戒的な状態にあれば、あらゆる刺激に即応できる態勢をとり続けなければなりません。常に臨戦態勢を保つことが求められます。おそらくA男の周囲に対する構えは、このような状態を示していたのではないでしょうか。他者によって容易に動かされてしまう背景にはこのような要因が働いていると想像されるのです。その結果、A男は自分を保つことができない、自分がないような心的状態にあったと思われるのです。

A男の主体性を育む

したがって、関係発達支援の中心的な課題は、A男自身の主体性をいかにして育むかということでした。A男は他者に向かって自分の気持ち（意図）を押し出すことに大きな困難があったのですが、このことが親子関係を育む上で、大きな障壁のひとつとなっていました。

筆者はその要因を子どもの側のみの問題としてとらえず、関係の中でみていったのですが、そこで強く浮かび上がってきたのが、母親の過度に干渉的な関わりだったのです。幾度となく母親への助言を繰り返すことによって、次第にA男は自分を押し出すことができるようになっていきますが、そこで新たな問題が浮かび上がっています。A男の自己主張が高まることによってわがままが助長されるのではないかという母親の不安が起こってきたのです。いつも子どもに甘えて欲しいと強く望んでいた母親でしたが、甘えから強い自己主張に変わった途端に、母親は強い困惑を示したのです。このような反応の背景には、母親自身の子ども時代のそだちが深く関係していることがわかってきます。母親自身の主体性をめぐる問題です。自分の母親の期待に応えるようにして頑張ってきた自らの姿がセッションの中で露呈してきたのです。ここで母子関係の混乱を収拾してくれたのが父親の存在でした。A男の創造的な意欲を育む上で大切な役割を果たしたのです。

ここにA男の甘えを受け止める母親の存在と、外界への好奇心を育む上で果たした父親の存在が車の両輪のように、A男の主体性を育む上で重要な役割を果たしたということができるように思われるのです。

主体性をめぐる問題の深刻なところは、A男にみられたように容易に他者によって動かされてしまうというところにあります。後々の深刻な自我障碍が予測される問題でもあるのです。このような自我の問題は、A男の生涯発達を見通した時、ライフサイクルの各々のステージで常に出くわす課題となるわけですから、しっかり向き合っていく必要があるのです。

おわりに

本書で提示した事例の実践を終えてすでにかなりの歳月が経過しました。MIUでの実践は筆者自身にとってもあまりにも生々しく、かつ熱いものでしたので、その実践内容を活字にすることには強い躊躇が働きました。関係発達臨床という実践は、だれにでも安易に取り組めるようなものではないことは、本書を読まれた方であれば思われるに違いないと思います。一五年あまり取り組んできた筆者自身にとってもそれは非常に重い意味をもって心の奥に息づいています。

自閉症は子ども自身になんらかの（脳の）問題がある障碍であるという今日的な常識からすれば、信じられないようなことが記述されていることに驚き、かつ強い疑問を抱く方も少なくないように想像しています。

しかし、筆者がそのような反応を危惧しつつも本書をまとめることを決意したのは、MIUという枠組みで実践した関係発達臨床において、「関係」を診るという視点に立つことによって、それまでほとんどわからなかったようなことが次々に目の前であまりにも鮮やかに（というよりも誰の目にもわかるようにして）展開していくことに驚くとともに、この事実を多くの方々に知っていただくことは筆者にとって責務でもあると思うようになったからです。

子どもの精神発達の障碍とみなされてきた発達障碍なる疾病が、実は子どもを育てる私たち養育者との関係の中で生みだされているという重い現実を目の当たりにして、子どもたちのためにも、日々育児に苦悩している養育者をはじめとする家族の方々のためにも、さらには子どもたちの養育に日々従事している方々のためにも、自分の実践で得た経験を伝えずにはおれなくなりました。

幸い、この数年間に、子どものこころの臨床への関心が高まり、「関係性」の重要性も主張されるようになってきました。ＭＩＵを開始した頃の空気を思えば、隔世の感がありますが、安心しているわけにはいられません。たしかに「関係性」なることばが多くの書名に顔を出すようになってきましたが、その内容を拝見すると、筆者の主張する「関係発達臨床」とは似て非なるものの多いことに驚くとともにかえって警戒心さえ強まってきました。

なぜ今「関係性」を声高に叫ばなければならないかといえば、それは私たちのこころの臨床が常に「関係」を扱っているからといった表層的な次元の話ではありません。ヒトが人となっていく営み（発達・成長過程）はすべからく「関係」の中で展開していくものですが、ヒトが生誕直後から体験する原初段階での対人関係、つまりは〈子—養育者〉関係がどのようにして深まっていくのか、あるいはどのようにして関係が捻じれてしまうのか、そのことをまずは明らかにしていくことが求められているのではないかと思うのです。そして、そのような原初の段階ではどのような特徴がその関係を動かしているのか、それを明確にすることが強く求められているのではないかとも思うのです。

今や子どもの臨床のみならず、こころの臨床すべてにわたって、最も議論となっているのが虐待がらみの問題であり、かつ発達障碍がらみの問題です。それらに共通する点は、すべて人間発達の原初段階における人間関係の躓きが深く関係しているということです。

本書でとりわけ強調したかったのは、そのような原初段階での人間関係は、子ども自身の問題のみで捻じれているのではなく、私たち大人の存在、つまりは当該文化を担っている養育者の存在が極めて大きな意味を持っているということでした。今回の筆者の主張が、まさか十数年前に受けた母原病の再来などという表層的な非難を再び受けるとは予想していませんが、自閉症は子どもの脳の問題だと中立的な立場で主張している方々にとっては、本書で述べた内容は容易には受け入れがたいものではないかとは想像しております。

誤解を恐れずに本書を上梓する決断を下したのは、この実践が奏効したという自信からではないことは最後に強調しておきたいと思います。このようにやれば素晴らしい予後が待ち受けているといった明るい内容ではありません。子どもたちと関わる私たちは、自らの関わりそのものが彼らとの関係を動かし、子どものこころのそだちと深く関わっているのだという認識を持つことを求められているのです。本書で示した実践において、両親とりわけ母親への介入と助言が繰り返されているのも、まさにそのような理由からなのです。育てる者の主体性を抜きに、自閉症といわれる子どものそだちを考えることはできません。

本書の内容はわれわれ子どもを育てる者にとって非常に重いものを含んでいます。「はじめに」にも記したように、事例の匿名性には最大の配慮をしなければなりません。そのため事例紹介においては、事実を大幅に改変することにしました。ただ、本書の中核的な箇所であるＭＩＵの実践経過の報告内容は、当事者のみしか知るすべのないものですので、極力事実に即して記述するように心がけました。ご家族には基本的に著書としての出版を了解していただいておりますが、本書の性質上、事例の匿名性にはとりわけ慎重な配慮をしていることをご理解いただきたいと願っております。

最後になりますが、このような臨床実践が可能になったのは、ＭＩＵの多くの仲間の協力のおかげです。改めて感謝の意を表します。そして、Ａ男くんとご家族が今後も充実した人生を歩んでいってくださることを切に願っています。

本書の構想は随分前に生まれていたのですが、こうして書として形とするまでには多くのハードルを越えなければなりませんでした。その過程で岩崎学術出版社編集部の長谷川純氏には幾度となく助言と励ましをいただきました。その意味で本書は長谷川氏との共同作業によって生まれたものだといっても過言ではありません。氏に厚くお礼申しあげ、筆を擱くことにいたします。

文献

Ainsworth, M. D. S., Blehar, M. C., Waters, E. & Walls, S. (1978) Patterns of attachment: A psychological study of strange situations. Hillsdale, NJ: Lawence Erlbaum.

第九三回日本小児精神神経学会特集（二〇〇五）シンポジウム「子どものこころの臨床における発達について再考する」 小児の精神と神経 四五（四） 三一三―三三〇。

Emde, R. N. & Sorce, J. F. (1983) The rewards of infancy: Emotional availability and maternal referencing. In J. D. Call, E. Galenson & R. Tyson (Eds.), Frontiers of infant psychiatry Vol. 1. pp. 17-30, New York, Basic Books.

小林隆児（二〇〇〇）自閉症の関係障害臨床―母と子のあいだを治療する― 京都 ミネルヴァ書房。

小林隆児（二〇〇一）自閉症と行動障害―関係障害臨床からの接近― 東京 岩崎学術出版社。

小林隆児（二〇〇八）よくわかる自閉症―関係発達からのアプローチ― 東京 法研。

小林隆児・原田理歩（二〇〇八）自閉症とこころの臨床―行動の「障碍」から行動による「表現」へ― 東京 岩崎学術出版社。

小林隆児・牛島定信（一九八九）前思春期発達をめぐる母親の葛藤―摂食障害の治療を通じて― 家族療法研究 六（二） 十一―十八。

鯨岡 峻（一九九八）両義性の発達心理学 京都 ミネルヴァ書房。

鯨岡 峻（二〇〇二）〈育てられる者〉から〈育てる者〉へ―関係発達の視点から― 東京 日本放送出版協会。

鯨岡 峻（二〇〇五ａ）エピソード記述入門 東京 東京大学出版会。

鯨岡 峻（二〇〇五ｂ）「発達性障碍」の意味するもの 小林隆児・鯨岡峻（編著）自閉症の関係発達臨床 三七

―二九頁 東京 日本評論社。
鯨岡 峻（二〇〇五c）発達障碍の概念とその支援のあり方を考える 教育と医学 五三 一一二八―一一三六。
Mundy, P. & Sigman, M. (1989) The theoretical implication of joint attention deficits in autism. Development and Psychopathology, 1. 173-183.
Newson, J. (1978) Dialogue and development. In A. Lock (Ed.), Action, gesture, and symbol: The emergence of language (pp. 31-42), New York, Academic. 鯨岡峻・鯨岡和子訳（一九八九）母と子のあいだ 一六三―一七八頁 京都 ミネルヴァ書房。
Richer, J. M. (1990) The value of motivational conflict in the classification and treatment of children's disturbed behaviour. The 12th Congress of International Association for Child and Adolescent Psychiatry and Allied Professions, Kyoto, Japan. 栗田広訳（一九九二）小児の行動障害の分類と治療における動機葛藤の価値 第十二回国際児童青年精神医学会論文集編集委員会（編）児童青年精神医学への挑戦―二十一世紀に向けて―第十二回国際児童青年精神医学会論文集 一七一―一八八頁 東京 星和書店。
Schore, A. N. (2003) Affect regulation and the repair of the self. New York, W. W. Norton.
Stern, D. (1985) The interpersonal world of the infant: A view from psychoanalysis and developmental psychology. New York, Basic Books. 小此木啓吾・丸田俊彦監訳、神庭靖子・神庭重信訳（一九八九／一九九一）乳児の対人世界 理論編／臨床編 東京 岩崎学術出版社。
Werner, H. (1948) Comparative psychology of mental development. New York, International University Press. 鯨岡峻・浜田寿美男訳（一九七六）発達心理学入門 京都 ミネルヴァ書房。
World Health Organization (2001) International classification of functioning, disability and health. 障害者福祉研究会編（二〇〇二）ＩＣＦ 国際生活機能分類―国際障害分類改訂版 東京 中央法規出版。

著者略歴

小林隆児（こばやし　りゅうじ）

1949年　鳥取県米子市生まれ

1975年　九州大学医学部卒業

　　　　福岡大学医学部精神科に入局，児童精神医学を研修

　　　　助手，講師を経て，

1988年　大分大学助教授（教育学部養護学校教員養成課程）

1994年　東海大学教授（健康科学部社会福祉学科）

1999年　東海大学大学院教授（健康科学研究科）

2008年　大正大学教授（人間学部臨床心理学科）

　　　　医学博士，児童青年精神科認定医，精神保健指定医，精神科専門医，

　　　　臨床心理士

現在，くじらホスピタル（東京都江東区）にて「関係発達臨床」を実践。

　電子メール：r_kobayashi@mail.tais.ac.jp

専　攻　児童青年精神医学，乳幼児精神医学，関係発達臨床学

著　書　『自閉症の発達精神病理と治療』（岩崎学術出版社）

　　　　『自閉症の関係障害臨床』（ミネルヴァ書房）

　　　　『自閉症と行動障害』（岩崎学術出版社）

　　　　『自閉症とことばの成り立ち』（ミネルヴァ書房）

　　　　『自閉症の関係発達臨床』（共編著，日本評論社）

　　　　『よくわかる自閉症——「関係発達」からのアプローチ』（法研）

　　　　『自閉症とこころの臨床』（岩崎学術出版社）

　　　　その他，共著多数

自閉症のこころをみつめる
—関係発達臨床からみた親子のそだち—
ISBN978-4-7533-1002-9

著　者
小林 隆児

2010年 3 月 15 日　第 1 刷発行

印刷　日本ハイコム(株)　／　製本　河上製本(株)

発行所　(株) 岩崎学術出版社　〒112-0005　東京都文京区水道 1-9-2
発行者　村上　学
電話 03 (5805) 6623　FAX 03 (3816) 5123